HYGIÈNE CONJUGALE

GUIDE DES GENS MARIÉS

PAR

LE Dr E. CLÉMENT

de la Faculté de médecine de Paris

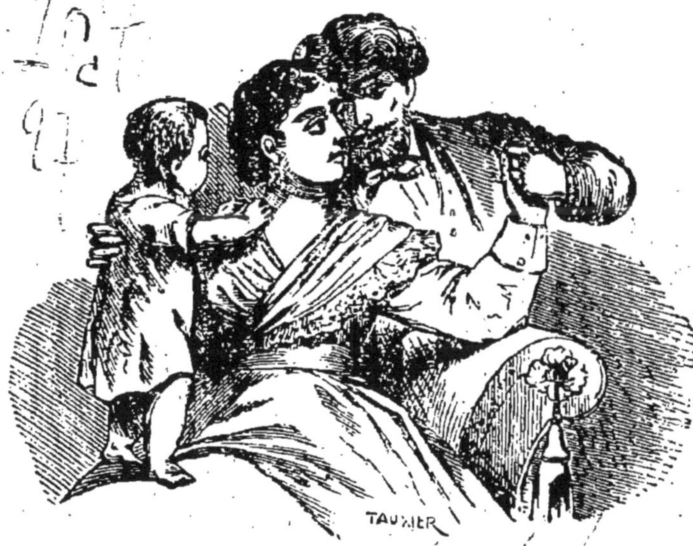

PARIS

[LIBR]AIRIE DE JULES TARIDE

2, RUE DE MARENGO, 2

HYGIÈNE

CONJUGALE

1388. — PARIS, IMPRIMERIE A. LAHURE
rue de Fleurus, 9.

HYGIÈNE CONJUGALE

GUIDE DES GENS MARIÉS

PAR

LE Dr E. CLÉMENT

de la Faculté de médecine de Paris

**Ce que les futurs époux
doivent savoir la veille de leur mariage
Moyens de se faire aimer
Des rapports conjugaux. — Des fraudes
etc., etc.**

NEUVIÈME ÉDITION

EN VENTE

A LA LIBRAIRIE DU LOUVRE

2, RUE DE MARENGO, 2

1884

PRÉFACE DE L'ÉDITEUR

Quand nous avons publié dernièrement le *Guide pour se marier*, nous pensions répondre à un besoin légitime, et nous ne nous trompions pas, car le succès a dépassé nos espérances. Aussi avons-nous eu l'idée de compléter ce volume par un *Hygiène du mariage* qu'a composée un médecin dont la notoriété sera une garantie pour les jeunes époux ; ils y puiseront des conseils hygiéniques, tant sous le rapport moral que sous celui de la santé et de la procréation.

Le bonheur dans le mariage tient quelquefois à peu de chose : c'est pourquoi l'auteur s'est appliqué à faire comprendre, même à ceux dont la fortune a été contraire, que le mariage est une association naturelle qui, basée sur l'amitié, ne peut manquer de réussir dans ses entreprises.

LE Dʀ CLÉMENT

REÇOIT TOUS LES JOURS DE 1 HEURE A 4 HEURES
RUE LAFAYETTE, 53

Les malades qui désireraient consulter par correspondance sont priés d'envoyer les renseignements suivants :

1° Leur âge, leur tempérament ;

2° Leurs occupations, leur genre de vie habituel ;

3° Les maladies antérieures dont ils ont pu être atteints ;

4° La description détaillée et aussi exacte que possible de leur maladie actuelle, et les traitements déjà suivis.

Le prix de la consultation écrite est de dix francs, que le correspondant pourra adresser en un mandat-poste ou en timbres-poste.

GUIDE

DES

GENS MARIÉS

CHAPITRE PREMIER

CE QUE LES FUTURS ÉPOUX DOIVENT SAVOIR LA VEILLE DE LEUR MARIAGE.

Dans ce chapitre, le lecteur n'attend pas de nous sans doute que nous conseillions aux deux époux d'apprendre spécialement en quoi diffère la constitution phisyque de chacun d'eux, non plus que des différentes manières de s'y prendre pour accomplir l'acte générateur. Il ne peut s'agir ici que de choses d'un tout autre ordre, d'un ordre moral, pour ainsi dire. La future épouse devra être renseignée sur ce qu'elle a besoin de savoir, par sa mère ou à son défaut, par les parentes ou amies qui lui en tiennent lieu; ce sera à elles de l'instruire, suivant qu'elles le jugeront convenable, tout en tenant compte de son âge, de son tempérament, de ses relations jusqu'alors, etc., etc. Tout ce nous pouvons dire, c'est que, autant la jeune fille devra montrer d'obéissance, de docilité, lors de la première nuit nuptiale, autant le jeune homme, de son côté, devra respecter, s'il y a lieu, les dispositions de celle qui est devenue sa femme, et n'accomplir l'acte conjugal qu'avec modération, sans y mettre cette brutalité qu'y apporte parfois l'homme fougueux dans ses désirs ; car, alors, il ne s'agit pas seulement de la femme qui peut être blessée plus ou moins gravement, mais il y va aussi du bonheur à venir : l'impression de ce moment survit aux années de ménage, et si la femme ne pardonne pas à son mari de la traiter jamais brutalement, c'est surtout en cette occasion qu'elle se montrera plus susceptible, plus justement froissée.

De tout temps, le rôle de la femme a été de préparer la jeune fille sur le point de contracter mariage, à la réception du mari dans la couche nuptiale. A Rome, les matrones étaient chargées de ce soin ; chez nous, il en est encore ainsi de nos jours, et les femmes de quelques endroits élargissent même le cercle de leurs attributions.

Ceci mérite explication.

« Dans la classe ignorante de quelques peuples, dit

M. Debay[1], l'effusion du sang, anciennement, était regardée comme la preuve convaincante de la virginité.

Les Israélites, le fait est rapporté par le Deutéronome, exposaient en public, le lendemain des noces, les preuves marquantes de leur triomphe conjugal.

Les Arabes, dans certaines contrées, ont encore cette coutume; mais ils basent leur croyance et l'honneur de la femme sur des preuves fort contestables dans bien des cas ; car nous sommes trop au courant des petites supercheries féminines pour ne pas savoir que l'on remédie partout à beaucoup de choses, avec un peu de soin ou d'adresse.

On peut donc, à la rigueur, ne pas dévoiler certains accidents de jeunesse si les preuves dont nous avons parlé suffisent aux yeux de l'époux pour ne lui laisser aucun doute sur la sagesse de sa compagne.

Au surplus, nous pensons que les expédients frauduleux ne sont pas toujours nécessaires, attendu que certains hommes ont été avantagés de telle façon par la nature, qu'ils provoquent aisément l'émission sanguine qui aurait pu ne pas se produire avec tout autre moins bien partagé.

Mais ces preuves sanglantes ne sont qu'un préjugé qui fait souvent le malheur d'un grand nombre d'unions ; car, poursuit M. Debay, « s'il arrive qu'une femme vierge, bien portante, à chairs fermes, à bassin étroit, soit

[1] *Hygiène et philosophie du mariage.*

déchirée et ensanglantée par un homme doué d'un organe viril très développé, il arrive aussi, et peut-être plus fréquemment, surtout dans les grandes villes, qu'une jeune femme authentiquement vierge, mais faible, délicate, ou affligée de flueurs blanches, mariée à un homme ayant un pénis mince et petit, n'éprouve ni déchirure ni écoulement de sang. Les jeunes filles qui se livrent à des attouchements solitaires ont également les parties élargies, quoique vierges de contact d'homme, perdent leur virginité sans fournir de signe sanglant. Enfin, Parent-Duchâtelet a prouvé d'uue manière irrécusable que beaucoup de prostituées, après avoir quitté leur honteux commerce, et s'être mariées, ont donné le signe sanglant, tandis que des jeunes filles, livrées à la prostitution avant l'âge de la puberté, ont perdu leur virginité sans effusion de sang.

Au moyen âge, où les mœurs étaient différentes, et laissaient chez quelques peuples une latitude énorme dans la fréquentation des deux amants, le rôle de la mère était considérablement amoindri au point de vue que nous appellerons *physique*. A ce sujet, qu'on nous permette d'emprunter au docteur Mayer les lignes suivantes où il rapporte des observations curieuses de Schubert, de Reich, de Fischer, observations qui servent à caractériser parfaitement cette époque.

« Suivant Schubert, la coutume dans le nord de la Suède est celle-ci : à certains jours de la semaine, le jeune homme, d'accord déjà avec les parents, rend une visite nocturne à la jeune fille, mais il doit venir sans être aperçu de personne et s'éloigner de même. Les deux jeunes gens peuvent se serrer les mains, mais non s'embrasser : ce n'est souvent qu'après plusieurs années de visites semblables, que le mariage vient enfin à se conclure ; cependant, ajoute Burdach, qui cite ces particularités, « le caractère sérieux de l'homme du Nord, et la honte attachée au libertinage, rendent les enfants illégitimes infiniment plus rares qu'ils ne le sont dans d'autres contrées ; le jeune homme qui s'enivre et la fille qui fait un faux pas, perdent le droit de la visite nocturne.»

« Nous trouvons dans un livre tout récemment publié par le docteur Reich, un chapitre curieux relatif aux *Nuits probatoires* dont l'origine se perd dans la première moitié du moyen âge. Le médecin allemand voit dans cet usage une chose parfaitement juste, car de même qu'on n'achète pas un livre dans un sac, on ne prend pas une femme dans un sac. Chez les paysans, où l'instinct n'a rien perdu de sa fraîcheur, on pourrait voir se conserver des coutumes qui ont leur source dans la nature, et qui ne paraissent immorales qu'à celui chez lequel une culture raffinée a troublé l'intelligence des choses de la nature. On se tromperait étrangement, dit Fischer, qui a écrit en 1780 un livre sur cette coutume, — si on croyait que les filles y perdent leur pudeur... Ces nuits probatoires durent jusqu'à ce que les deux parties aient pu acquérir la certitude de leur aptitude génitale, ou jusqu'à ce que la femme soit devenue enceinte; alors seulement ont lieu les démarches pour le mariage, qui se célèbre peu après... Il arrivait fort rarement qu'une fille fût abandonnée par celui qui l'avait rendue mère. Il se serait attiré la haine et le mépris de tout le village. Mais souvent, après une seule nuit, les deux jeunes gens se séparaient pour ne plus se revoir, L'ancienneté de cette coutume est prouvée par les capitulaires de Charlemagne et de Louis le Pieux. »

« Nous avons entendu souvent raconter qu'un usage analogue existait encore dans certaines localités de la Franche-Comté, voisines de la Suisse[1]. »

[1] Mayer, *Rapports conjugaux*, p. 138 et suiv.

CHAPITRE II

MOYENS DE SE FAIRE AIMER

Nous ne parlerons dans ce chapitre que des moyens de se faire aimer après le mariage, et nous ne donnerons que des conseils généraux utiles à l'un et à l'autre époux : il serait impossible, en effet, d'indiquer des moyens particuliers dans tel ou tel cas spécial, suivant tel ou tel tempérament distinct ; un volume ne suffirait pas pour un tel travail.

La femme, dans l'acte vénérien, éprouve un plaisir moins vif que l'homme, mais il est de plus longue durée; l'homme chez qui le fait contraire se produit, aime à voir son bonheur partagé, et il semble que la somme de ses jouissances vénériennes s'augmente quand l'ivresse du plaisir saisit la femme en même temps que lui. De ce fait il résulte que nous ne saurions trop recommander à l'épouse de ne jamais mettre d'indifférence dans l'accomplissement du devoir conjugal ; qu'elle simule même au besoin le spasme vénérien, cette supercherie est permise pour retenir la fidélité du mari; car ce dernier, rebuté par la frigidité de sa femme dans les rapports sexuels, éprouve une espèce d'ennui, d'humiliation, qui le pousse vite à chercher dans les bras d'une maîtresse ce qu'il ne trouve pas chez son épouse. Que la femme ne froisse pas son mari, qu'elle ne s'oppose pas par des refus à ses désirs : sans doute il est brutal parfois, il veut ce qu'il veut, impérieusement, sans ménagement, sans précautions : exécutez-vous quand même, et de bonne grâce; vous préviendrez souvent, en agissant ainsi, des scènes désagréables, des infidélités, et même des ruptures éclatantes. Femmes, croyez-en notre conseil; en le suivant vous vous assurerez la paix et le bonheur dans le ménage.

L'homme, de son côté, devra montrer moins de despotisme dans ses volontés, être aimable, empressé, prévenant, sans jamais fatiguer ni importuner la femme; qu'il y réfléchisse! la femme irritée peut aussi aller chercher dans les bras d'un amant ce qu'elle ne trouve pas chez son mari.

L'homme devra donc montrer assez de tact, assez de délicatesse, pour respecter les désirs de sa femme quand elle sera en proie à des contrariétés physiques ou morales; pour céder à ses volontés devant les moments d'agacement nerveux où elle pourrait être, devant les jours néfastes, etc., etc. Et à ce dernier propos qu'on nous permette quelques réflexions empruntées au docteur Mayer[1] :

« La femme qui a ses règles, met le plus grand soin à le cacher à tous les yeux. Elle se sent instinctivement atteinte, nous dirions volontiers, dans sa dignité. Elle considère son état comme une souillure ou une infirmité, et pour peu que sa pudeur, — la plus incendiaire des vertus féminines, — ait été épargnée par l'omnipotence du mari, elle rougit presque à ses propres yeux, du tribut qu'elle est obligée de payer à la nature. La contraindre, dans cette condition, à subir les caresses conjugales, c'est évidemment faire violence à ce qu'il y a de plus respectable en elle, c'est la faire déchoir de son piédestal, c'est la dépouiller du prestige que lui assurent les grâces de son sexe. L'amour a besoin de poésie, et il s'accommode mal des réalités grossières de la vie animale. Ne cherchons donc pas à contrarier d'aussi légitimes répugnances. Un premier pas, dans cette voie, conduit infailliblement à des infractions de plus en plus regrettables.

« Mais ce n'est pas seulement à l'époque menstruelle que la femme devrait dérober à son époux les détails infimes des exonérations auxquelles elle est assujettie comme lui. Nous voudrions la voir attentive à ne jamais se dépouiller complètement de ses charmes, même dans l'intimité de l'alcôve. Elle y gagnerait plus qu'on ne

[1] *Rapports conjugaux*, p. 319 et suiv.

pense, en constance et en amour, dont les plus cruels ennemis sont la désillusion et la satiété.

« Plus d'une femme mariée trouverait dans ces quelques lignes, si elle voulait y chercher toute notre pensée, l'explication de son délaissement prématuré, d'une énigme indéchiffrable pour son amour-propre, à savoir : la cause du triomphe remporté par une rivale, souvent moins bien douée qu'elle au physique et au moral. »

Les inquiétudes de la jeune femme confiant à son mari les fonctions de la femme de chambre qu'elle a congédiée, sont ainsi exprimées par M. Michelet :

« Hélas! hélas! comment rester Dieu! Et n'est-ce pas l'effet naturel d'une si intime intimité, que, ne pouvant à nul moment échapper à celui qui aime, à ses tendres inquiétudes, on livre les côtés vulgaires et inférieurs de la vie?.. Qui est sûr d'être poétique vingt-quatre heures par jour? De ne pas être ramené par l'inflexible nature du haut idéal à la prose?.. Et la prose est trop haute encore. Dans un tête-à-tête éternel, la plus fière a beau éluder, à tel moment imprévu, l'humanité apparaît et elle est humiliée [1]. »

Mais ces inquiétudes qui nous paraissent pleinement justifiées, — et nous croyons avoir en cela l'assentiment de la majorité des femmes, — ne sont que de vaines alarmes pour M. Michelet; aussi poursuit-il en ces termes :

[1] *L'Amour*, p. 104.

«Vraie pensée de jeune fille, parfaite et complètement ignorante de la réalité des choses! Ceux qui connaissent l'amour savent bien que ce n'est pas là que s'effeuille le bouquet de noce: nulle de ces choses naturelles, innocentes, ne fait tort à celle qu'on aime.»

Nous laissons à nos lecteurs et à nos lectrices le soin de juger ces dernières lignes.

Enfin nous recommandons aux époux de faire tout ce qu'il est en eux pour perpétuer cette douce confiance que l'on trouve communément au début de tous les mariages. Si le soupçon vient à naître, la terrible jalousie ne tarde pas à suivre, et dès lors, le mari, craignant tout de sa femme, cherche par tous les moyens en son pouvoir à empêcher la réalisation de ces craintes. Telle fut l'origine de l'emprisonnement des femmes chez les Orientaux, de l'infibulation[1] chez les Indiens, et des ceintures de chasteté en Italie, en Espagne et en Portugal. Le Français, moins jaloux, ou plus philosophe peut-être, use de ces engins beaucoup plus sobrement que tous les peuples des pays susnommés. Cependant M. Debay[2] raconte à ce propos le fait suivant.

« Une jeune demoiselle, aussi vertueuse qu'aimable, fut mariée à un homme déjà mûr, qui la conduisit dans les brillantes soirées de la capitale: c'était la mode, et

[1] L'infibulation des jeunes filles consistait à leur passer un anneau en métal à travers les grandes lèvres, de façon à rendre toute introduction impossible.

[2] *Hygiène et philosophie du mariage*, p. 21-21.

le mari, homme du monde, ne pouvait s'y soustraire. La jeune femme devint l'objet des attentions les plus empressées d'un beau cavalier qu'elle rencontrait sans cesse attaché à ses pas; mais elle ne lui répondit point. Dans plusieurs autres circonstances, le cavalier revint à la charge, toujours inutilement; la jeune dame le menaça même de se plaindre de ses obsessions. Les maris jaloux sont toujours portés à croire au mal, jamais au bien; c'est ce qui arriva à celui de la dame en question. Après les boutades, les emportements de la jalousie, le brutal commanda un brayer à cadenas, et l'imposa de force à sa chaste moitié. Dépitée, outrée d'un procédé aussi peu conforme aux mœurs parisiennes, la jeune femme parvint à prendre l'empreinte de la clef et en fit fabriquer une semblable; puis elle écrivit au jeune homme, qui déjà ne pensait plus à elle, pour lui donner un rendez-vous.

« — Monsieur, lui dit-elle en lui présentant la clef de sa ceinture, jusqu'à ce jour j'ai été honnête, je vous le jure sur l'honneur et devant Dieu! . . . Mais depuis que mon mari, par une jalousie atroce, a voulu se faire le gardien de ma chasteté, j'ai résolu de la perdre.

« A peine la jeune dame eut-elle été satisfaite, qu'elle en éprouva un remords amer; mais la vengeance était consommée. »

CHAPITRE III

INFLUENCE DU MARIAGE SUR LE PHYSIQUE ET LE MORAL DES ÉPOUX

I

La virginité ou continence perpétuelle absolue ne conserve pas chez la femme, comme beaucoup paraissent le croire, la faîcheur, la santé, en un mot, les divers attraits du corps ; si la jeune fille reste vierge, après avoir atteint son complet développement physique, elle ne tarde pas à s'en ressentir ; des indispositions de toute sorte viennent l'assaillir, et si elle continue à rester sourde à la voix de la nature, sa fraîcheur se fane, ses couleurs disparaissent, sa santé s'altère visiblement, enfin elle dépérit. La femme mariée, au contraire, paraît pour ainsi dire revivre, après la conception surtout. Quant à la continence absolue chez l'homme, nous n'en parlons pas, car nous la considérons comme impossible.

Le mariage assure en outre de grands avantages au point de vue de la longévité, ainsi que le démontre le tableau de Casper.

Sur cent individus il meurt :

	CÉLIBATAIRES		MARIÉS	
	Hommes	Femmes	Hommes	Femmes
De 20 à 30 ans . .	43,1	26,5	15,6	4,7
De 30 à 40 ans . .	27,1	24,5	7,0	16,5
De 45 à 60 ans . .	15,6	19,2	29,2	22,6
De 60 à 70 ans . .	8,1	13,0	22,0	22,3
De 70 à 80 ans . .	4,3	11,6	19,4	22,9
De 80 à 90 ans . .	1,4	4,1	7,0	9,6
De 90 à 100 ans . .	»	0,7	0,7	1,4

On voit par là que tout l'avantage est pour les individus mariés : s'ils le perdent de quarante-cinq à cent ans, cela tient simplement à ce que, mourant en moins grand nombre dans la jeunesse et l'âge mûr, il en reste davantage qui atteignent les limites de la vieillesse.

Et un tel bénéfice est naturel, car le mariage arrête la débauche et modère l'irritation des désirs sexuels en ce sens qu'il donne la facilité de les satisfaire. Par cela même il prévient une foule de maladies auxquelles est sujet le célibataire. Qu'on parcoure les maisons d'aliénés, que l'on consulte les statistiques criminelles, et l'on verra chez les gens mariés des cas bien moins nombreux de suicide, de folie, de différents crimes, et de cette multitude de maladies provenant de l'inaction des organes génitaux à l'époque où l'exercice de leurs fonctions est impérieusement exigé : nous voulons parler du satyriasis, du priapisme, de l'hystérie, etc. (Voy. ch. IX.)

L'histoire est remplie de traits qui nous montrent l'heureuse influence du mariage au point de vue physique; ici, c'est une jeune fille laide qui est transformée après la conception; là, c'est un jeune homme se mourant d'une passion amoureuse, et revenant à la vie après l'avoir satisfaite ; là encore, c'est une maladie de corps et d'esprit se traduisant par des gestes bizarres et indécents, et dont la satisfaction des besoins sexuels amène la guérison radicale. Que les jeunes filles à tempérament ardent y fassent attention ! Plusieurs, égarées par une fausse religion, se laissent aller à contracter le vœu de chasteté, et bientôt elles deviennent victimes de honteuses maladies précédées de langueurs de toute sorte, et qui se terminent infailliblement par la mort, si l'on n'y apporte un prompt remède. C'est un devoir sacré qui incombe aux chefs de famille de surveiller leurs enfants jour par jour, minute par minute quand ils ne veulent pas se créer des regrets éternels.

Nous l'avons déjà dit, le mariage apaise les violents désirs, les inquiétudes, les chagrins, prévient les songes érotiques, rend le corps plus libre, plus souple, plus alerte, et par là produit un heureux effet sur le moral, comme nous l'allons voir ; c'est même cette douce union, ce partage des plaisirs et des peines, créés par le mariage, et qui amène cette solidarité indissoluble qui en est la conséquence, d'après nos lois, ce sont ces raisons, dis-je, qui sont la cause d'un phénomène assez souvent remarqué ; la ressemblance physique des conjoints après une union de plusieurs années. Ce phénomène s'aperçoit principalement chez la femme, dont les traits sont plus mobiles, et qui dès lors prend, pour ainsi dire, l'empreinte de son époux.

II

L'homme n'a pas seulement à satisfaire des besoins physiques, mais encore des besoins moraux. Un sentiment irrésistible le pousse à la recherche du beau, du bien et du vrai, qui, après tout, considérés au point de vue de la suprême perfection, sont Dieu même, nous dit Bossuet. Ce sentiment, cette tendance de l'homme à approcher le plus possible de l'idéal, se retrouve en amour ; la possession brutale de l'objet aimé ne lui suffit pas : pour que son bonheur soit complet, il lui faut ce que nous appellerons volontiers la possession *spirituelle ;* aussi, voit-on tout de suite que si le mariage a pour but, d'un côté, la procréation, de l'autre, il a pour but la perfectibilité.

« L'amour donc, aussitôt qu'il s'est déterminé et fixé par le mariage, tend à s'affranchir de la tyrannie des organes ; c'est cette tendance impérieuse, dont l'homme est averti dès le premier jour, par la tiédeur de ses sens, et sur laquelle tant de gens se font si misérablement illusion, qu'a voulu exprimer le proverbe : *Le mariage est le tombeau, c'est-à-dire l'*ÉMANCIPATION *de l'amour.*

« Le peuple, dont le langage est toujours concret, a entendu ici, par amour, la violence du prurit, le feu du sang : c'est cet amour, entièrement physique, qui, suivant le proverbe, s'éteint dans le mariage. Le peuple, dans sa chasteté native et sa délicatesse infinie, n'a pas voulu révéler le secret de la couche nuptiale; il a laissé à la sagesse de chacun le soin de pénétrer le mystère et de faire son profit de l'avertissement.

« Il savait, pourtant, que le véritable amour commence à cette mort; que c'est un effet nécessaire du mariage, que la galanterie se change en culte; que tout mari, quelque mine qu'il fasse, est, au fond de l'âme, idolâtre; que s'il y a conspiration ostensible entre les hommes, pour secouer le joug du sexe, il y a convention tacite pour l'adorer; que la faiblesse seule de la femme oblige, de temps à autre, l'homme à ressaisir l'empire; que, sauf ces rares exceptions, la femme est souveraine; et que là est le principe de la tendresse et de l'harmonie conjugales[1]. »

Et non seulement l'amour dans le mariage constitue une condition de bonheur domestique, mais il exerce encore une influence directe sur la progéniture (Voir ch. IV).

[1] P. J. Proudhon, *Système des contradictions économiques ou philosophie de la misère*, t. II, p. 483 et suiv.

L'homme marié est moins égoïste, moins bizarre, à vues moins étroites que le célibataire; il comprend mieux les grands intérêts de la société, a le sentiment plus vif du devoir, et se soumet sans peine aux exigences des lois. Dans la vie privée, il montre plus de douceur, plus de bienveillance; en un mot, il possède une égalité de caractère qui permet à l'existence de s'écouler sans nuages. Malheur à celui des deux époux qui rompt la bonne harmonie du ménage! Du moment que la confiance a disparu pour faire place au soupçon, la jalousie avec toutes ses conséquences arrive à se faire jour, et la vie devient insupportable. Aussi, qu'on nous permette d'insister ici sur les droits et les devoirs respectifs des époux : car de leur stricte observation dépend le bonheur.

Il a fallu, en premier lieu, pour que la condition des époux fût réglée, décerner le commandement à l'un ou à l'autre sexe. De tous temps, sauf quelques rares exceptions, la suprématie a été accordée à l'homme, et cela en vertu de sa supériorité naturelle; l'histoire nous en offre en effet des traces nombreuses. Mais cette autorité du mari doit toujours s'exercer d'une façon bienveillante; au reste, nos lois ont prévu le cas d'abus qui légitimerait la séparation de corps. D'autre part, il est évident que, si la femme doit obéissance à son mari, elle a droit d'être aimée et honorée par lui

Écoutons quelques considérations à ce sujet dues à la

plume d'un auteur qui a écrit sur la famille[1].

« Si l'homme est le chef de la famille, c'est parce qu'il en est le promoteur naturel; et son autorité ne serait qu'un privilège insupportable s'il prétendait l'exercer sans rien faire et sans rendre à la famille, en sécurité, ce qu'elle lui paye de respect et d'obéissance.

« Mais la protection, dans nos sociétés civilisées, consiste moins à défendre la famille contre de rares attaques, qu'à la faire vivre et satifaire ses besoins journaliers. Le travail est l'attribut propre de l'homme dans le ménage : par le travail, l'homme accomplit en même temps, son rôle dans la société et son rôle dans la famille; et il y a là une correspondance admirable. Car l'homme, pour entrer dans la famille, n'en reste pas moins membre de la société : il doit participer à sa vie, à ses fonctions, à son progrès : il le fait par le travail. En revanche, ce travail même garantit l'existence de la famille. L'homme est un ouvrier dont la société paye le salaire, et ce salaire, il le rapporte au trésor de la famille; il nourrit sa femme et ses enfants du fruit de ces mêmes efforts, auxquels la société doit son mouvement, son progrès, sa civilisation. Le travail, au contraire, n'est pas l'attribut propre de la femme; j'entends le travail au dehors et non le travail intérieur et domestique, qui est le vrai, le noble emploi des facultés fé-

[1] Paul Janet, professeur de philosophie à la Faculté des lettres de Paris, *la Famille*. Leçons de philosophie morale.

minines. J'admire de tout mon cœur ces belles institutions, inventées de nos jours par la charité publique et privée, ces crèches, ces salles d'asile, ces ouvroirs, ces écoles maternelles où une ingénieuse et touchante bienfaisance vient en aide à la mère et lui permet de subvenir pour sa part au besoin de la famille, en la dispensant du soin des enfants; mais je ne puis m'empêcher de trouver qu'ici la société se substitue à la famille, et que ces belles institutions ne sont que le remède et peut-être l'encouragement d'un grand mal, l'abandon de la famille, l'indifférence maternelle, mal dont les conséquences peuvent être plus considérables qu'on ne l'imagine. »

Le docteur Mayer[1] fait suivre de justes réflexions cette citation que nous venons de lui emprunter. « Le travail est donc, dit-il, le premier devoir de l'homme comme chef de famille. Mais nous voudrions que dans la classe ouvrière le mari pût trouver un auxiliaire dans sa femme; non point, comme aujourd'hui, par l'exercice de ces professions qui ne lui rapportent qu'un salaire illusoire; mais par l'accomplissement des diverses fonctions que notre sexe a eu le tort d'usurper sur elle, et auxquelles elle est plus apte que nous. La femme trouverait ainsi l'emploi de facultés qui lui sont naturelles et que l'éducation développerait encore, en même temps qu'une rémunération plus digne des services qu'elle est capable de rendre à la société. »

[1] *Rapports conjugaux*, p. 99

Nous ne terminerons pas ce chapitre sans dire un mot de l'abstinence conjugale : nous ne nous poserons pas comme législateur inflexible, nous dirons simplement que l'abstention des rapports conjugaux serait préférable toutes les fois que la copulation serait sans fruit, comme pendant la gestation, avant l'établissement des règles, etc., ou lorsqu'une commotion nerveuse pourrait amener de graves dérangements. D'autre part, au moment de l'adolescence des enfants, les parents ont des obligations auxquelles ils ne peuvent se soustraire sans injustice ni sans immoralité.

« Sans injustice, dit Proudhon, parce que dès l'instant où l'enfant est apte au travail, lui donner des frères, à l'entretien desquels il est forcé de concourir, c'est lui susciter une charge à laquelle il n'a point volontairement consenti. C'est un abus d'autorité.

« Sans immoralité, car il n'y a plus d'amour là où n'est plus la jeunesse, la beauté et la grâce. Il n'y a plus de chasteté là où il n'y a plus de poésie. Et la volupté sans amour et sans chasteté, c'est l'impudeur et la turpitude. C'est pourquoi l'amour des vieillards est ridicule et dégoûtant.

« Qu'Homère nous montre Pâris et Hélène dormant ensemble sur leur lit suspendu, ils sont beaux malgré leur adultère; coupables d'injustice, la jeunesse, la grâce, l'esprit, semblent les couvrir encore d'un voile d'honnêteté. Mais Saturne et Rhée, Deucalion et Pyrrha,

David et Abisag me révoltent : le titre d'époux n'y fait rien, ils sont obscènes... »

Rappelons-nous bien que la perversion des mœurs détourne du mariage, et que l'abandon du mariage est un signe de démoralisation qui, par contre-coup, rejaillit sur les mœurs conjugales : aussi Montesquieu a-t-il eu raison de dire :

« *Moins il y a de gens mariés et moins il y a de fidélité dans les mariages.* »

CHAPITRE IV

DES RAPPORTS CONJUGAUX CONSIDÉRÉS AU POINT DE VUE DES ÉPOUX ET DES ENFANTS
UNION SEXUELLE

Nous avons parlé dans le chapitre précédent des devoirs réciproques des époux, pour montrer l'influence que leur observation ou leur non-observation peuvent avoir sur l'existence. Nous entrerons maintenant dans des détails plus nombreux relativement aux rapports conjugaux considérés sous le point de vue physique ; quant au point de vue moral, cette question a déjà été et sera encore l'objet de notre attention dans d'autres chapitres.

Et tout d'abord, il convient de nous arrêter sur ce qu'on appelle *union sexuelle*.

L'union intime des deux sexes a reçu le nom de *copulation*, *coït;* le rôle de l'homme en cette affaire est d'introduire l'organe qui contient le sperme ou liqueur fécondante, celui de la femme est de le recevoir. Le résultat de cet acte est la fécondation.

L'attitude normale est la plus favorable pour la fécondation ; nous voulons parler ici de la position horizontale, c'est-à-dire celle où l'homme est couché sur la femme. Les attitudes assises, indolentes, paresseuses, éludent presque toujours le but de la nature. L'attitude droite est très fatigante et peut occasionner, à la longue, chez l'homme, des tremblements convulsifs, des paralysies, etc.

Toutefois, nous devons dire en général que toute attitude favorable à la fécondation est permise. Ainsi la posture *a retro* doit être employée dans l'état de grossesse et d'obésité de la femme, et quand le membre viril est trop court : le membre viril dans cette posture ne perd rien de sa longueur, et l'homme ne risque pas de blesser la femme.

Les époux devront se rappeler que l'époque n'est pas toujours favorable à la fécondation ; nous voulons parler ici du moment où les règles apparaissent. Avant de dire notre opinion sur ce fait, nous allons voir ce que pensaient les anciens des rapports conjugaux pendant la période du flux cataménial.

En premier lieu, nous trouvons à ce sujet dans les textes bibliques les paroles suivantes :

« La femme qui souffrira l'accident qui lui arrive chaque mois sera séparée pendant sept jours, et quiconque la touchera sera impur jusqu'au soir.

« Toutes les choses sur quoi elle aura couché dans le temps de sa séparation, seront impures, aussi bien que toutes les choses sur lesquelles elle se sera assise.

« Quiconque aura touché le lit de cette femme, lavera ses vêtements, et il se lavera le corps dans l'eau, et sera impur jusqu'au soir.

« Quiconque touchera quelque chose sur quoi elle se sera assise, lavera ses vêtements, se lavera soi-même, dans l'eau, et sera impur jusqu'au soir.

« Si quelque chose a été sur le lit de cette femme ou sur le siège où elle aura été assise, celui qui touchera cette chose sera impur jusqu'au soir.

« Si un homme s'approche d'elle, pendant qu'elle sera en cet état, il sera impur pendant sept jours, et tout lit sur lequel il dormira sera souillé.

« Lorsqu'une femme souffre le flux, pendant plusieurs jours, hors les temps ordinaires, ou qu'il ne cesse point lorsqu'il devrait cesser, tandis qu'il durera, elle sera souillée, comme elle l'est au temps de ses purgations accoutumées.

« Toute couche sur laquelle elle aura dormi dans tout le temps qu'elle souffrira de ce flux, sera impure, comme celle où elle dort pendant le temps de ses purgations, et tout ce sur quoi elle s'assied sera souillé, comme il le serait alors.

« Quiconque aura touché ces choses-là sera impur ; il lavera ses vêtements, il se lavera lui-même dans l'eau, et sera impur jusqu'au soir.

« Quand elle sera délivrée de ce flux qui la rend impure, elle comptera sept jours, au bout desquels elle sera purifiée.

« Le huitième jour elle prendra deux tourterelles[1]... »

Ainsi que dans la loi de Moïse, la femme, dans la loi de Manou, est regardée comme impure pendant la période du flux cataménial :

« Quelque désir qu'il éprouve, il (l'homme) ne doit pas s'approcher de la femme lorsque les règles commencent à se montrer, ni se poser dans le même lit[2]. »

Le Talmud est encore plus rigoureux; nous y lisons ces lignes :

« Si une femme a cohabité avec son mari, la veille de l'éruption des règles, quelle que soit la durée de celles-ci, elle ne peut commencer à compter les jours d'impureté qu'à dater du cinquième jour qui suit la cohabitation. »

Si l'on parcourt les ouvrages du R. P. Debreyne, on regrette que ce casuiste catholique ne soit pas né du temps de Moïse, il aurait fait merveille au milieu du peuple juif. Voici comment il s'exprime :

« On sait que plusieurs théologïens, d'après l'autorité de saint Thomas, regardent comme une faute mortelle l'usage du mariage dans le temps de la fonction menstruelle, parce que, suivant eux, cette circonstance grave expose au péril d'engendrer des enfants lépreux ou mons-

[1] *Lévitique*, ch. II, v. 19 à 20.
[2] *Lois de Manou*, liv. IV. v. 10.

trueux. Sanchez et un très grand nombre d'autres théologiens affirment que la loi du Lévitique : *Qui coierit cum muliere in fluxu menstruo, interficientur ambo* (xx, 18), n'est qu'une prohibition purement cérémoniale qui n'oblige plus sous la loi évangélique.

« Nous pensons, nous, ou plutôt nous sommes convaincus que ce prétexte est autant moral que cérémonial, parce que l'acte conjugal, exercé pendant l'époque cataméniale, emporte une malice théologique, en ce sens qu'il est plus ou moins nuisible ou défavorable à sa fin principale, la génération ; non parce que, comme disent les théologiens, il en naîtra des enfants lépreux ou monstrueux, ce que nous ne croyons nullement, mais parce que, très souvent, il n'en naîtra pas du tout, ni normaux ni anormaux. Et pourquoi cela? Parce que la menstruation n'est qu'une fonction préparatoire, une excrétion déplétive et expulsive, et, par conséquent, très peu propre à la génération ; il s'ensuit donc naturellement que le temps qui la suit immédiatement est le plus favorable à la conception, et c'est, en effet, ce que l'expérience prouve tous les jours[1].

[1] La conception ne peut avoir lieu, dit le docteur Mayer, après le douzième jour qui suit la cessation des règles et jusqu'à l'apparition de la période menstruelle suivante. On peut ajouter encore qu'elle est tout aussi improbable pendant la durée de l'écoulement sanguin, parce que l'ovule ne parvient habituellement dans l'utérus que plusieurs jours après la cessation du flux cataménial. Il reste donc environ huit jours

« Vous voyez, d'après cela, que nous n'avons pas même besoin de nous appuyer du passage d'Ezéchiel : *Qui ad menstruatam non accesserit et uxorem proximi non violaverit* (XVIII, 6), où l'on voit que la cohabitation pendant la crise menstruelle se trouve placée au rang de l'adultère. »

Et, plus loin, le même auteur ajoute : « La femme n'est pas tenue à la reddition du devoir conjugal pendant l'époque du flux menstruel. »

Nous dirons simplement, de notre côté, que l'abstention est préférable pendant les règles, car, à ce moment là, les relations sexuelles sont dangereuses pour la femme, pour l'homme, et pour l'enfant s'il y a conception.

par mois — du quatrième au douzième, après la période menstruelle — pendant lesquels les rapprochements sexuels ont chance d'être féconds.

C'est à la connaissance, ou plutôt à la prescience de ce fait que l'histoire attribue le conseil donné par Fernel à Henri II, qui, après onze ans de mariage demeuré stérile, vit, en se conformant aux recommandations de son médecin, sa femme, Catherine de Médicis, lui donner plusieurs héritiers.

Boërhaeve avait déjà dit : *Feminæ semper concipient post ultima menstrua et vix ullo alio tempore.*

Haller, Burdach et plusieurs autres avaient émis la même opinion.

Enfin, les expériences les plus récentes, entreprises pour la solution de ce problème éminemment digne d'intérêt, s'accordent à sanctionner la découverte de la période intermenstruelle, propice à la fécondation, chez la femme et la plupart des femelles des mammifères (*Rapports conjugaux*, p. 256-257).

On sait combien toute émotion est préjudiciable à la femme pendant l'époque menstruelle : la colère, la frayeur, etc., amènent la suppression des règles, parfois des hémorrhagies. L'ébranlement nerveux qui accompagne le coït ne peut-il pas produire les mêmes causes? D'ailleurs, ce n'est pas une supposition : nombre de médecins ont des preuves frappantes de ce que nous venons d'avancer.

Quant à l'homme, le danger ne résulte pas précisément des qualités virulentes attribuées au sang de règles, comme on le croit encore dans beaucoup d'endroits.

« Le sang des règles n'a point cette malignité que lui ont prêtée certains naturalistes. C'est à tort que les auteurs ont écrit que les femmes, dans le temps de cet écoulement, font mourir, par leur toucher, une vigne qui pousse ; qu'elles rendent un arbre stérile ; qu'elles font tourner les sauces, aigrir le vin et le lait ; rouiller le fer et l'acier ; qu'elles procurent des fausses couches à une femme grosse ; qu'elles en rendent une autre stérile ; qu'elles font enrager un chien, rendent un homme fou, etc., etc.

« Paracelse regardait le sang menstruel comme le plus subtil de tous les poisons ; il assure que le diable en fabrique les araignées, les puces, les chenilles et tous les autres insectes dont l'air et la terre sont peuplés.

« Le sang des règles ne diffère en rien du sang ordinaire, et n'a aucune mauvaise qualité, si la femme qui le rend est saine ; car, dans le cas contraire, il doit avoir quelque influence sur les objets extérieurs, ainsi que les autres excrétions, lorsqu'elles se font dans un corps affecté de quelque maladie[1]. »

Mais si le sang menstruel n'a pas de propriétés malfaisantes, il peut en contracter par son séjour trop prolongé dans le canal utéro-vaginal qu'il est forcé de parcourir ; alors, du contact de ce sang vicié sur la muqueuse du gland et de l'urèthre peuvent naître des excoriations et des blennorrhagies.

Pour ce qui regarde la progéniture, si l'acte reproducteur a lieu après un ébranlement nerveux causé par des passions violentes, ou à la suite de vives douleurs, soit physiques, soit morales, nul doute qu'elle ne se ressente de ces dispositions : l'être mis au monde sera chétif, les idiots de naissance proviennent la plupart du temps de l'union sexuelle accomplie par l'un des deux époux en état d'ivresse, en proie à un chagrin violent, au désespoir, etc.

On se convaincra sans peine, au contraire, que la copulation ayant lieu sous des influences physiques favorables, c'est-à-dire dans un endroit gai, au milieu du luxe, même du simple bien-être, dans un appartement décoré avec goût, etc., on se convaincra, disons-nous, que la copulation accomplie sous une pareille influence aura d'heureux résultats. Denys de Syracuse avait

[1] M. de Ligne, *De l'homme et de la femme considérée physiquement dans l'état de mariage.*

fait suspendre le portrait du beau Jason devant le lit de sa femme, afin d'avoir un bel enfant. — Voici un fait observé par Galénus : « Un préteur romain, petit, laid et bossu, fit à sa femme un enfant exactement taillé sur le modèle d'Ésope. Effrayé à la vue de ce petit monstre, et craignant de devenir le père d'une postérité aussi difforme, le Romain alla consulter Galénus, qui lui conseilla de faire placer trois statues de l'Amour autour du lit conjugal : une au pied, les deux autres de chaque côté, de façon que les yeux de la jeune épouse fussent incessamment récréés par ces charmantes figures. Le préteur se conforma strictement aux avis du grand médecin, et sa femme mit au jour un enfant dont la beauté surpassa toutes ses espérances. »

Les Grecs s'entouraient de marbres et de peintures représentant les dieux et les déesses sous les formes les plus gracieuses : partout, dans les jardins, sur les places publiques, on voyait des statues d'Apollon, de Vénus, d'Hébé, etc.

Les circonstances morales concourent également au même but ; nous voyons en effet les enfants de l'amour se distinguer de bonne heure par une intelligence précoce, par un esprit fin et pénétrant, par un caractère enjoué, par une franchise sans égale, par une mobilité de traits qui reflète, comme dans un miroir, leurs moindres sentiments. En général, ces enfants sont excessivement impressionnables, nerveux au delà de toute expression, et leur jeunesse demande de grands soins ; s'ils arrivent à l'âge mûr, il est rare qu'ils ne se distinguent pas dans la carrière qu'ils embrassent. Dans le mariage, on peut voir le même fait se produire, à propos des premiers-nés, tandis que les autres rejetons, procréés tardivement, présentent de fortes différences de caractère. Cela tient simplement à ce que les parents, mariés depuis longtemps, se livrent à l'union sexuelle sous l'empire de l'habitude, et ne voient dans l'acte générateur que la satisfaction d'un besoin matériel.

Que le lecteur nous permette de rapporter ici une grave observation de M. Toussenel :

« On a remarqué, dit-il, que les mariages d'inclination c'est-à-dire les mariages les plus heureux et les plus naturels, *donnaient plus de filles que de garçons, et qu'il naissait plus de mâles des unions tourmentées, forcées, illégitimes.* De là, suivant de profonds physiologistes, la supériorité de bon sens et de lucidité dévolue à la femme. On sait que les enfants se ressentent généralement de l'influence passionnelle qui a présidé à leur conception. La plupart des idiots sont des enfants procréés dans l'ivresse bachique[1]. »

Les statistiques des principaux États d'Europe sur cette matière confirment les paroles de M. Toussenel.

Le docteur Mayer[2] donne aussi différentes preuves de ce rapport intime qui relie physiologiquement la géné-

[1] *Le monde des oiseaux.* Ornithologie passionnelle.
[2] *Rapports conjugaux*, p. 129.

ration et les fonctions qui s'y rapportent, aux mouvements de l'âme, à la simple imagination.

« On trouve dans Treviranus, dit-il, l'histoire d'une femme dont les seins se remplissaient de lait chaque fois qu'elle entendait les vagissements d'un nouveau-né ; et celle d'une autre femme qui ressentit les douleurs de l'enfantement parce qu'elle se croyait enceinte et parvenue, d'après ses calculs, au terme de sa grossesse Pichon cite un cas non moins curieux dans le même genre. une femme de quarante-huit ans, qui depuis quatre ans n'était plus réglée, et dont la sensibilité était fort exaltée, fut prise, en assistant à l'accouchement, long et pénible, d'une de ses sœurs, de douleurs absolument semblables à celles de la parturition ; quelques heures après survint une hémorrhagie par les parties génitales, qui dura plusieurs jours, et trois jours après la cessation de cet écoulement, les seins non seulement se tuméfièrent, mais encore fournirent une sécrétion de lait. »

On doit encore tenir compte de la constitution physique des époux, car elle influe aussi d'une façon très remarquable sur la progéniture : ainsi donc, il faudra faire attention à la bonne conformation des parents, à leur santé, au milieu social où ils se trouvent, et surtout au croisement des races, au mélange des tempéraments, etc. On a remarqué depuis longtemps que les alliances contractées entre étrangers, Français et Anglais, Allemands et Italiens, etc., produisent des enfants beaux et vigoureux. Le fait le plus frappant que nous offre l'histoire est sans contredit celui de la nation romaine si puissante par sa constitution physique, et qui la dut au croisement des races répété et multiplié. On sait en effet combien es Romains, surtout dans les premiers temps, accordaient facilement le droit de cité aux peuples vaincus, circonstance qui eut pour but de faciliter le mariage entre individus de sang différent.

Nous sommes loin de prétendre, par ce que nous venons d'avancer plus haut, que l'homme doit aller chercher sa femme en Asie ou en Afrique, et réciproquement, mais il faut, autant que possible, mélanger deux constitutions, deux tempéraments opposés, sous peine de voir les enfants résultant de l'union sexuelle en proie à des vices physiques et moraux irremediables; car il est de notoriété publique aujourd'hui qu'il existe chez l'homme, comme chez l'animal, transmission des qualités et des défauts.

L'histoire nous apprend en effet qu'il y a transmission d'hérédité de la beauté physique, de la taille, de la couleur, du tempérament, de la longue durée de l'existence, des vices de conformation, etc., comme aussi transmission de l'hérédité morale, c'est-à-dire des aptitudes instinctives et intellectuelles, ainsi que de l'hérédité morbide.

Cependant, pour en revenir à nos assertions sur la constitution physique, on a vu, nous dira-t-on; deux époux bien constitués, de tempérament et même de race différente, donner naissance à des enfants chétifs et malingres. Nous posons *a priori* comme complément juste le proverbe ancien : *Mens sana in corpore sano* (esprit sain dans un corps sain) ; seulement, nous répondrons qu'il ne suffit pas d'avoir en général une bonne santé et d'être dans les conditions citées plus haut pour donner jour à une progéniture aussi belle que possible · il faut que toutes ces qualités requises, les époux les aient au moment même de l'acte reproducteur ; s'ils se livrent au coït dans un moment d'épuisement amené par un excès quelconque, la fécondité se ressentira de cet état d'épuisement.

Une trop grande ardeur amoureuse nuit aussi à l'acte vénérien ; les fonctions générales se trouvent alors affaiblies et altérées. Louis XIV demandait à son médecin pourquoi sa femme ne lui donnait que des enfants chétifs et mal constitués, tandis qu'il avait de ses maîtresses des enfants beaux et vigoureux. — « Sire, lui répondit le médecin, c'est parce que vous ne donnez à la reine que les *rinçures*. »

Il faut donc entourer de grands soins l'acte reproducteur, tenir compte de l'époque, des circonstances diverses, physiques et morales, en un mot, ne s'y livrer qu'au moment où l'on possède toutes ses forces, et où l'on n'est obsédé par des préoccupations d'aucune sorte, travaux physiques ou intellectuels trop prolongés, impressions morales trop vives, fatigue du théâtre, des bals, des soirées, violente douleur, colère, ivresse, etc. Qu'on se pénètre bien que l'acte reproducteur n'est pas une simple affaire de volupté, mais un fait très grave, un devoir sacré, car il exerce une influence décisive sur la vie de l'être futur.

On ne devra jamais oublier non plus que les mariages précoces donnent naissance à une progéniture faible; et que, pour les unions entre vieillards et jeunes filles, les résultats en sont encore plus fâcheux. D'abord il arrive que, la plupart du temps, la jeune fille rompt avec violence les liens du mariage qu'elle abhorre; si, au contraire, elle se résigne, elle va chercher la consolation dans des amours adultères. Lorsque ces unions sont fécondées, elles donnent naissance à des êtres malingres et voués d'avance à toute espèce de maladies. Les enfants issus de vieillards se reconnaissent ordinairement à un état triste et sérieux dès leur jeunesse, et leurs traits revêtent un caractère sénile à mesure qu'ils avancent en âge: ces êtres fournissent généralement une courte carrière.

Quant aux relations entre vieillards, nous en traiterons plus longuement quand nous aborderons à l'âge critique chez l'homme et la femme (voy chap X).

CHAPITRE V

HYGIÈNE DES ORGANES GÉNITAUX CHEZ L'HOMME ET LA FEMME

MALADIES DU SYSTÈME GÉNITAL

I

Si l'on veut conserver longtemps les organes génitaux dans toute leur intégrité et dans toute leur vitalité, il faut prendre garde à ne pas les fatiguer par des exercices souvent répétés.

La propreté est la grande condition, indispensable même, pour conserver la fraîcheur de ces organes ; la femme surtout, chez qui ils se recouvrent de sécrétions plus abondantes que chez l'homme, devra user des ablutions à l'eau froide ou à l'eau tiède, suivant la saison, et cela autant de fois que son état et son tempérament le demandent; mais elle se défiera de tous ces produits inventés par la parfumerie moderne, et qui dessèchent la plupart du temps la muqueuse des parties génitales.

L'acte du coït devra toujours être fait dans le secret le plus profond et dans la plus grande tranquillité. La crainte et le bruit, autant que la malpropreté qui amène le dégoût, sont des obstacles.

Le mari respectera certains états physiques de sa femme, tels que flux menstruel, névralgies, indispositions, contrariétés, etc.

Ne jamais forcer la femme à vous accorder ses faveurs dans ces moments-là; il faut de la complaisance dans la copulation, et, de plus, s'il arrive que le mari prenne de force ce qu'on lui refuse, et que la fécondation ait lieu, l'être à venir se ressentira de la disposition fâcheuse des parents au moment où il a été engendré.

Goûter avec modération les plaisirs sexuels: leur abus énerve et réduit bientôt à l'impuissance. La continence prolongée et observée strictement produit les mêmes résultats.

Il a été établi que de vingt à trente ans l'homme marié peut accomplir le devoir conjugal de deux à quatre fois par semaine, en laissant un jour d'intervalle.

De trente à quarante ans deux fois.

De quarante à cinquante ans une fois.

De cinquante à soixante ans le moins souvent possible,

et, au plus, une fois en quinze jours. C'est se préparer des regrets prématurés que d'agir différemment.

Pour la femme, les mêmes règles sont généralement à observer. Quoiqu'elle puisse répéter plus fréquemment que l'homme l'acte vénérien, elle devra en être sobre, car l'abus des plaisirs vénériens peut amener chez elle diverses affections de la matrice, entre autres le cancer.

L'homme devra toujours, dans l'acte de la copulation, prendre garde à de trop fougueux transports, car alors il peut blesser la femme.

Ne jamais s'y livrer après le repas : il peut en résulter des suffocations, et même quelquefois l'apoplexie, par suite de la digestion qui se trouve arrêtée.

Attendre toujours le réveil de l'organe sans le provoquer : il faut laisser à la nature le temps de réparer ses pertes.

Se garder des transports d'une imagination érotique : ce sont là des ennemis sérieux de la virilité. En se précautionnant contre les idées lubriques qui sont la source d'une excitation malsaine, on conserve longtemps ses facultés génésiques.

Ne jamais accomplir l'acte vénérien quand la tête n'est pas libre, soit par travaux intellectuels trop soutenus, soit par suite de toute autre circonstance; car, dans ce cas, la fatigue éprouvée ne peut que s'aggraver.

Rejeter mets ou boissons qui échauffent le sang, ainsi qu'un régime débilitant et l'usage immodéré des boissons acides : ces deux contraires abattent promptement les forces génitales.

Réprimer autant que possible les désirs sexuels quand on est prédisposé à une affection de poitrine. Ce conseil est d'autant plus utile que les personnes poitrinaires sont généralement très amoureuses, et que, en raison de leur constitution, le coït a sur elles un retentissement plus profond, et, par là même, plus nuisible.

Pour ce qui est de la grossesse, éviter tout rapprochement sexuel pendant les deux premiers mois et pendant les deux derniers. Dans le premier cas, l'acte amoureux peut nuire au développement de l'embryon, et provoquer un avortement ; dans le deuxième, la femme peut être blessée gravement

II

Nous ne parlerons à cet endroit que de la *leucorrhée* (fleurs blanches) et de la *gonorrhée ;* quant aux diverses maladies du système génital, nous nous y étendrons plus spécialement dans un autre chapitre (voy. chapitre IX).

Leucorrhée. — On donne le nom de leucorrhée à tout écoulement non sanguin qui a lieu par le vagin en dehors de l'accouchement.

Quand l'écoulement provient de la muqueuse du vagin ou de la muqueuse de l'utérus, il prend communément le nom de *flueurs* ou *pertes blanches.* Dans la classe populaire on les appelle *fleurs blanches.*

Les principales causes des flueurs blanches sont :

1° Le tempérament excessivement lymphatique, le tempérament nerveux très irritable, la chlorose, l'hystérie, la masturbation, etc.

2° Les logements malsains, humides ou privés d'air.

3° Une allimentation trop échauffante ou trop débilitante, l'usage habituel de la bière et du thé, les bains chauds pris en trop grand nombre, la compression du corset, les chaufferettes dont on fait un abus si prononcé dans certaines classes, etc., etc.

La personne qui garde les flueurs blanches s'expose à de graves conséquences : son corps devient grêle et chétif, sa peau prend un ton blanc de cire, les yeux sont entourés d'un cercle de bistre, et la santé finit par se détériorer complètement. Aussi ne saurions-nous recommander trop vivement aux personnes chez qui un commencement de pertes se déclare, de déposer toute fausse honte, toute pudeur exagérée, et de consulter un médecin sans retard.

Le flux leucorrhéique est quelquefois, au début, le seul symptôme d'une affection utérine, qui, négligée, peut amener rapidement la mort. Voici à ce sujet deux observations faites et rapportées par le docteur Maheur[1] :

« Au mois de décembre 1861, une jeune dame de vingt-huit ans vint nous consulter pour une leucorrhée dont elle était atteinte depuis environ six semaines. Un examen attentif nous fit reconnaître chez cette dame une affection organique commençante. Nous l'engageâmes donc à prendre dès lors un soin extrême de sa santé. Notre diagnostic l'étonna grandement. Elle ne pouvait se figurer être si malade, ne souffrant aucunement, et n'ayant, disait-elle, que quelques flueurs blanches; aussi ne tint-elle nul compte de notre recommandation. Elle continua son genre de vie habituel et ne fit aucun traitement. A la fin de l'hiver, se sentant plus mal, elle vint de nouveau nous voir; mais, hélas ! le cancer avait fait de tels progrès que rien ne put, dès lors, en arrêter la marche fatale. Deux mois plus tard, cette pauvre femme succombait dans le dernier degré du marasme.

« Une autre dame se plaignait de pertes blanches et de quelques douleurs dans le bas-ventre. Elle alla trouver une sage-femme que la publicité a rendu célèbre. Celle-ci, sans l'examiner autrement que par le toucher, lui annonça qu'elle était atteinte d'un déplacement de la matrice (ce qu'elle dit invariablement à toutes ses malades), et lui promit une guérison entière après quatre mois de traitement. Le délai expiré, la pauvre dame était

[1] *Traité de la stérilité chez la femme*, p. 75 et suiv.

nous répugne d'en parler ; l'homme et la femme devraient avoir assez de loyauté pour éviter tout rapport intime, quand l'un ou l'autre se trouvent dans une situation suspecte.

CHAPITRE VI

CONDUITE DE LA FEMME ENCEINTE

La plupart des femmes sont fécondées sans le savoir elles ne s'en aperçoivent qu'à la cessation du flux menstruel. Quelques-unes éprouvent des frissons, un spasme des organes de la génération, mais ce phénomène est assez rare : on ne le rencontre guère que chez les tempéraments nerveux.

Dès que la femme est grosse, elle doit abondonner le corset et faire tailler ses robes de façon à laisser une entière liberté au développement de la matrice, car cet organe augmente de volume proportionnellement à la croissance du fœtus. Cette précaution à prendre, que nous indiquons ici, a été, dans l'antiquité, l'objet des soins du législateur ; chez les Romains et les Grecs, les femmes portaient une ceinture pour soutenir les seins ;

aussi des auteurs, Homère entre autres, pour signifie l'accomplissement de l'acte génésique, emploient-i l'expression *délier la ceinture d'une femme.* A l'époqu de la grossesse, les femmes romaines devaient quitte leur ceinture sous peine d'amende et de réclusion. Ly curgue ordonna aussi l'emploi de vêtements ample sans bandes ni ceintures, dans la même occasion.

Le temps de la grossesse peut se diviser en deux pé riodes : pendant la première, qui dure environ quatr mois, période marquée par une foule d'indisposition légères, vomissements, dégoût des aliments, digestion difficiles, etc., la femme doit modifier son régime ali mentaire comme quantité et comme qualité.

Comme qualité, c'est-à-dire qu'elle doit éviter les ali ments trop substantiels et tous les mets épicés, car san cette précaution, il peut se produire des suffocations e des embarras du ventre, qui doit toujours, à cette épo que, avoir la plus grande liberté.

Comme quantité, c'est-à-dire qu'elle se bornera à un alimentation moindre, contrairement à la croyance de vieilles commères qui prétendent bourrer la femme en ceinte de quelques mois, sous prétexte qu'elle doit man ger pour deux.

Pendant la deuxième période, la femme a besoi d'une alimentation plus substantielle, mais elle doit con tinuer à s'abstenir de viandes salées, épicées, en un mo de tous mets échauffants. Le fœtus qui, durant les quatr premiers mois, était resté à peu près de la grosseur d'u œuf, prend alors un accroissement très rapide, et par conséquent exige de la mère une nourriture plus abondante. A ce moment, plus de nausées, plus de défaillances d'estomac : les fonctions s'exécutent avec la plus grande facilité.

Tant que dure la gestation, nous ne saurions trop recommander à la femme d'éviter tout ce qui peut l'affecter en bien comme en mal, au physique et au moral ; car une affection, de quelque nature qu'elle soit, a inévitablement un profond retentissement sur l'enfant. En effet, si les idées, produit d'une imagination désordonnée, accroissent plus ou moins les sécrétions, font affluer le sang vers tel ou tel organe, amènent certains mouvements et donnent naissance à des sensations diverses ; ces mêmes idées longtemps soutenues, devenues fixes, peuvent très bien ébranler l'organisme et modifier à la longue le système utérin, de sorte que la matrice agissant sur le fœtus, lui fera éprouver les modifications dont elle est le siège.

On devra en première ligne ranger au nombre des causes qui agissent sur le fœtus d'une manière défavorable — la compression du vêtement par le corset, dont nous avons déjà parlé — les coups sur les parois abdominales, les chutes, les frayeurs subites, les émotions violentes, etc. Toutes ces causes peuvent produire un arrêt dans le développement du fœtus, des difformités, des fractures, enfin une foule d'accidents pour l'explication desquels il n'est pas besoin de faire intervenir le vulgaire préjugé des *envies*, dont nous diront quelques mots tout à l'heure.

Le fameux Burdach admet qu'il existe entre les organes de la mère et les organes du même nom du fœtus une harmonie sympathique telle, que les coups ou lésions ressenties par les uns le sont aussi par les autres. Il corrobore son opinion de plusieurs faits, parmi lesquels nous remarquons ceux-ci :

Une vache ayant reçu un coup de massue au front son veau présenta la même particularité.

Une chatte qui eut la queue écrasée mit bas une portée de chats qui offraient aussi le même phénomène.

Une femme mordue par un chien aux parties génitales accoucha d'un garçon qui avait une morsure au gland.

On voit par là les rapports intimes qui existent entre la mère et le fœtus, mais il faut se garder de l'exagération ; car s'il suffisait à une femme de manger, par exemple, de l'éléphant pour qu'elle donnât naissance à un être pourvu d'une trompe, ou de regarder tel ou tel monstre pour qu'elle en mît au monde un semblable, la race humaine disparaîtrait au bout de quelques générations.

Il résulte de tout ce que nous venons de mentionner que la femme ne saurait apporter un trop grand soin à éviter, pendant sa grossesse les affections de toute nature. Durant la deuxième période surtout, où la moindre pression sur les flancs et sur le ventre peut blesser le fœtus, la femme devra s'abstenir des plaisirs du mariage. Que l'homme soit assez raisonnable pour le comprendre ; que si, par hasard, il ne peut se modérer, il accomplisse du moins l'acte conjugal dans la position dite *a retro*. Des hémorrhagies utérines, des ulcérations et indurations de la matrice, sont dues à l'usage des plaisirs vénériens à cette époque de la grossesse.

L'homme devra à ce moment entourer la femme de soins et d'égards : qu'il soit avec elle d'une humeur toujours égale ; qu'il se garde de la contrarier ; qu'il redouble de prévenances ; qu'il lui procure d'agréables distractions, en un mot qu'il s'ingénie constamment à lui plaire ; son épouse est alors un être doublement sacré. Les anciens ont généralement compris ; leurs lois édictaient des peines sévères contre le mari qui maltraitait sa femme du jour où elle était fécondée. Les Grecs et les Romains, au temps de leur république, pratiquaient le respect qu'on doit aux femmes enceintes ; dans la rue ou sur les places publiques, ils les saluaient ou leur cédaient le pas. Socrate et Anaxagore, rencontrant un jour une femme en état de grossesse dans une rue étroite d'Athènes, se rangèrent contre le mur, afin de lui laisser le passage libre. Le célèbre Mummius, le vainqueur de Corinthe, fit baisser les faisceaux de ses licteurs devant une femme qui se trouvait dans une position pareille. Que le mari brutal réfléchisse sur ces exemples, et il ne tardera probablement pas à rougir de sa conduite.

Il nous reste à parler, comme nous l'avons promis, des envies de femmes enceintes. Ce phénomène s'explique très bien par le trouble dans les organes digestifs qu'apporte le spasme de la matrice; c'est donc, en général, le symptôme d'une affection nerveuse de l'estomac, quelquefois le produit d'un dérèglement momentané de l'imagination. Les envies sont plus ou moins bizarres, suivant la cause qui les détermine; on rencontre chez certaines femmes une dépravation de l'appétit, qui les pousse à désirer et à manger les choses les plus dégoûtantes; chez d'autres, on remarque l'esprit à la poursuite de choses étranges ou impossibles. Que le lecteur nous permette de placer sous ses yeux quelques échantillons de ces goûts dépravés :

Forestier parle de femmes enceintes qui dévoraient des anguilles, des écrevisses vivantes, des poissons tout palpitants. Une d'elles avala des quartiers saignants d'un lapin qu'on venait de couper en morceaux pour en faire une gibelotte. Une autre fit des lanières d'une peau de brebis fraîchement écorchée et la mangea avec la laine dans une seule journée. Borelli a vu des femmes grosses manger des viandes pourries, des excréments, boire l'eau putride découlant du fumier, etc. Goulard parle d'une femme qui, prise de l'envie de manger de la chair humaine, tua son mari, en dévora une partie et fit saler le reste.

Fort heureusement ces cas sont rares, et, nous n'hésitons pas à le dire, le mari doit combattre les envies de sa femme, ou, au moins, tâcher de les modifier quand elles sont trop coûteuses ou nuisibles à la mère et à son fœtus ; à plus forte raison, si la sécurité publique est en jeu ; dans ce cas, tous les moyens doivent être employés, dût-on renfermer ces femmes pour prévenir leurs tentatives homicides.

Il est bien évident, d'autre part, que, si les envies d'une femme grosse ne doivent porter préjudice à personne, on peut les satisfaire. Qu'une femme désire embrasser son mari à la racine des cheveux ou au talon, il est permis de l'accorder impunément ; mais si elle désire le battre ou lui lancer des pierres au visage, il y a là matière à réflexions. Méditons à ce sujet les deux exemples suivants, tirés des *Anecdotes de médecine* :

« Le bon et savant Camérius disait souvent : « La « grossesse fait quelquefois faire aux femmes des choses « singulières ; il est prudent de ne pas trop s'opposer à « leurs désirs. » Forte de cet aveu, sa femme revenant un jour du marché avec un panier rempli d'œufs, entra dans le cabinet où il travaillait et se mit à sangloter. Le mari s'empresse de lui demander la cause de ses pleurs, Après quelques instances, l'épouse lui répond que depuis quelques jours elle est dominée et violemment tourmentée par l'envie de lui casser des œufs sur le visage. Camérius, qui aimait tendrement sa femme, prit tranquillement plusieurs serviettes et s'en enveloppa la tête... Heureuse d'être écoutée, la femme lui lança au visage, les uns après les autres, tous les œufs du panier. Le pauvre mari, barbouillé de jaunes d'œufs de la tête aux pieds, en fut quitte pour aller se laver, et sa femme, guérie de son envie redoubla d'attachement pour lui. »

L'autre exemple est assurément aussi bizarre :

« Une demoiselle de bonne famille fut mariée à un jeune magistrat d'une amabilité et d'une bonté comme on n'en rencontre guère. Au premier signe de grossesse, elle devint l'objet de soins les plus empressés ; ses moindres désirs étaient aussitôt satisfaits ; maîtresse absolue dans la maison, rien ne lui était refusé, et son mari affichait une soumission d'esclave. Malgré tous les bonheurs de cette belle lune de miel, la jeune épouse devint tout à coup triste, maussade, hargneuse ; et le pauvre mari de multiplier ses soins, de redoubler ses caresses, de la supplier à genoux de lui confier ses peines. Elle finit par ouvrir la bouche et lui apprendre qu'elle avait une envie de femme enceinte, violente, effrenée, et si extraordinaire, qu'elle préférait mourir que de la lui faire connaître. Enfin, après plusieurs jours de prières les plus pressantes, elle avoua qu'elle désirait être battue !... Non à coups de poings ou de pieds, mais à coups de cravache, fustigée vertement, sanglée à vif, de manière à lui faire passer cette ridicule envie. Le mari regarda sa femme, tout étourdi, et la crut attaquée de manie ; celle-ci, voyant qu'on ne voulait pas la satisfaire, se mit au lit et aurait peut-être fait une grave maladie, lorsqu'un médecin consulté prescrivit la cravache comme le seul remède contre cette vésanie : seulement il recommanda de ne frapper que sur les fesses, à tout autre endroit, c'eût été dangereux. Le mari se résigna donc à exécuter la prescription du docteur, et, profitant d'un accès de mauvaise humeur de sa femme, il saisit sa cravache et lui en appliqua une bonne volée sur la région indiquée. De ce moment la jeune épouse fut complètement satisfaite et guérie. »

Nous terminerons en citant quelques passages d'une lettre sur les envies, insérée dans le *Spectateur* du siècle passé :

« Ma femme est, à chaque grossesse, assaillie d'envies les plus extravagantes et malheureusement des plus ruineuses : tantôt c'est un coupé et des chevaux bais qu'elle désire ; tantôt c'est un magnifique service en porcelaine du Japon et le renouvellement complet des meubles de son appartement ; pour peu que ces envies se fussent renouvelées, ma fortune n'aurait pu y suffire. Par bonheur, dans sa troisième grossesse, l'essor de sa fantaisie se rabattit sur un pâté de venaison, puis sur une vieille peau de maroquin, dont elle dévora une partie. Une autre fois elle se mit à genoux pour arracher à belles dents les oreilles d'un cochon de lait qui tournait à la broche. Je satisfais de bon cœur aux envies de son palais et je ne me plaindrais même pas s'il fallait qu'elle se nourrît de pois verts en avril, de cerises en mai ou d'abricots en juin ; mais, ce qui me désole, c'est qu'elle mange du plâtre sous prétexte que la peau de son enfant en sera plus blanche, et qu'elle veut que j'en mange avec elle, ce que je ne saurais lui accorder. Hier matin, en revenant de la campagne, elle vit une troupe de corbeaux qui déjeunaient de si bon appétit sur une charogne, qu'elle eut une envie insurmontable d'en avoir sa part. Elle ordonna au cocher d'arrêter les chevaux et le pria instamment d'aller lui en couper un morceau, ce que le cocher exécuta pour lui complaire. Arrivée au logis, elle donna dessus avec tant d'ardeur, qu'elle semblait plutôt dévorer que manger; c'était hideux à voir.

« Je ne sais sur quoi tombera sa première envie; mais je crains que ce ne soit sur des choses dispendieuses ou dégoûtantes. S'il y a quelques moyens de combattre les envies extravagantes de femmes enceintes, hâtez-vous, mon ami, de me les faire connaître. Je vous avoue que si j'étais à me remarier, j'exigerais que, dans le contrat de mariage, on insérât une clause qui rendît le père garant des envies de sa fille. »

Il faut avouer aussi que la plupart des femmes enceintes ont des envies, parce qu'elles croient que c'est bon genre d'en avoir. D'ailleurs, il suffit généralement de faire appel au sentiment maternel pour les faire disparaître.

CHAPITRE VII

DES FRAUDES CONJUGALES

Nous avons ici à parler de coutumes qui se sont introduites chez les nations civilisées, coutumes anti-hygiéniques et immorales, et d'autres d'autant plus fâcheuses qu'elles nuisent non seulement à ceux qui les pratiquent, mais encore aux générations futures. Toutes ces habitudes, qui ont pour but d'empêcher le sperme d'arriver à l'utérus, ont pour point de départ, chez les uns, la crainte de procréer, chez les autres — les femmes surtout — la peur que la grossesse et l'enfantement ne compromettent leurs charmes, chez d'autres enfin, le dévergondage de l'imagination. Quel que soit ce point de départ, nous n'hésitons pas à qualifier ces manœuvres de coupables, et à les condamner hautement. Nous n'avons pas l'intention de les décrire, car ce serait salir inutilement notre plume : le lecteur qui les connaît sait à quoi s'en tenir, et celui qui les ignore doit se garder de les connaître. Nous nous bornerons à indiquer les résultats déplorables de l'*onanisme conjugal*, et à les examiner ensuite au point de vue de la morale.

C'est la Genèse qui, pour la première fois, mentionne, à propos d'Onan, la souillure du lit conjugal à l'aide des manœuvres dont nous venons de parler : *Semen fundebat in terram, ne liberi nascerentur, et idcirco percussit eum Dominus, quod rem detestabilem faceret.*

L'homme qui se livre au coït dans des conditions normales éprouve après l'acte génésique un bien-être semblable à celui qui résulte de la satisfaction d'un besoin impérieux. L'homme qui, au contraire, interrompt la fonction par des artifices calculés, éprouve une fatigue, un abattement complet, accompagné d'une tristesse générale et prolongée. Le collapsus dans lequel il tombe le tient presque toujours dans un état de demi-syncope qui s'étend parfois jusqu'à une heure ; la femme se ressent aussi de ces manœuvres : il n'est pas rare de la voir en peu de temps arriver à un dépérissement manifeste par suite d'accidents nerveux se produisant chez elle à peu près sans relâche.

Il suffit de parcourir les salles d'hôpitaux, où languissent et s'éteignent dans la pourriture des êtres hideux, n'ayant plus que la forme humaine, pour se convaincre que l'acte du coït souvent répété dans des conditions anormales, amène des conséquences désastreuses ; si l'on avait ces images gravées constamment dans la mémoire, il est probable que ce vice disparaîtrait bientôt du globe.

Quelques femmes, avons-nous dit en commençant ce chapitre, craignent la grossesse et l'enfantement qui nuiront à leurs charmes. Qu'elles ne s'illusionnent pas : la stérilité volontaire qu'elles provoquent en se livrant à un coït anormal, sera pour elles une source abondante de regrets. Des névropathies en grand nombre, des troubles provenant de l'innervation utérine, des polypes, des squirrhes de la matrice, en un mot, des dégénérescences de cet organe, des symptomes hystériques remarqués chez les femmes mariées presque aussi souvent que chez les vierges, tiennent aux habitudes vicieuses que les maris ont contractées dans leurs rapports conjugaux. D'ailleurs, « il n'est point difficile de concevoir le degré de perturbation qu'une semblable pratique doit exercer sur le système génital de la femme, en provoquant des désirs qui ne sont point satisfaits ; une stimulation profonde retentit dans tout l'appareil ; l'utérus, les trompes et les ovaires entrent dans un état d'orgasme, l'orage n'est pas apaisé par la crise naturelle : une surexcitation nerveuse persiste. Il se passe alors ce qui aurait lieu si, présentant des aliments à un homme affamé, on les retirait brusquement de sa bouche, après avoir ainsi violenté son appétit. La sensibilité de la matrice, tout le système de la reproduction sont tiraillés en sens contraire. C'est à cette cause, trop souvent mise en action, que l'on doit attribuer ces névroses multiples, ces bizarres affections qui ont pour point de départ le système génital de la femme. Notre conviction à cet égard repose sur un assez grand nombre d'observations. Il y a plus, les rapports moraux entre les époux subissent des changements fâcheux ; cette affection fondée sur une estime réciproque, s'efface peu à peu, par la répétition d'un acte qui pollue l'alcôve conjugale ; de là certaines aigreurs, certains ressentiments profonds qui, grossissant peu à peu, déterminent ces ruptures scandaleuses dont le vulgaire ignore presque toujours le véritable motif[1]. »

On voit par là que sous le rapport physique et sous le rapport moral, on arrive aux plus fâcheux résultats.

Certaines personnes se figurent accomplir un devoir en tâchant de réduire leur progéniture, sous prétexte que la naissance d'un grand nombre d'enfants leur serait une charge trop pesante. « Il appartient à la science, dit le docteur Mayer, d'éloigner les fléaux qui déciment périodiquement notre espèce, en leur enlevant leur raison d'être, une augmentation trop brusque de la population.

« L'opinion qui a cours dans le monde, et parmi toutes les classes de la société, indistinctement, sur la

[1] Francis Davay. *Traité spécial d'hygiène des familles.*

sainteté et l'obligation du mariage, aura une influence qui paralysera longtemps encore toutes les mesures préventives qu'on pourrait préconiser. Comment, en effet, des conseils de prudence seraient-ils accueillis par ces hommes qui croient payer une dette à la société, en lui laissant des enfants, dussent-ils même demeurer à sa charge ? Ces gens-là ne reconnaîtront jamais qu'ils commettent un acte coupable, en se mariant avant d'avoir préparé ce qui est nécessaire à l'entretien d'une famille[1]. »

Puis, ce même auteur, pour justifier ces idées, s'appuie sur la comparaison suivante, empruntée à Malthus .

« Supposons qu'on dise à un fermier établi sur des terres de pâturage, de garnir sa terre de bestiaux, parce que c'est le vrai moyen d'accroître ses profits : tout le monde conviendra qu'on lui donne un fort bon conseil. Mais, si, pour le suivre, ce fermier augmentait le nombre de ses bêtes au point de ne pouvoir les nourrir, et qu'elles fussent en conséquence amaigries et affamées, il aurait tort, sans doute, et ne devrait s'en prendre qu'à lui-même. Lorsque ceux qui le dirigeaient lui parlaient de garnir ses terres de bestiaux, ils entendaient évidemment parler de bêtes saines et en bon état, et non de bêtes fort nombreuses, mais souffrantes, et qui ne trouveraient point d'acheteurs. L'expression qu'ils employaient

[1] *Rapports conjugaux.*

n'indique aucun nombre absolu. Garnir une ferme de bestiaux, c'est agir selon la grandeur de la ferme et selon la richesse du sol, qui comportent chacune un certain nombre de bêtes. Le fermier doit désirer que ce nombre absolu croisse. C'est vers ce but qu'il doit diriger tous ses efforts. Mais on ne pourrait pas envisager comme un ennemi de l'accroissement des troupeaux celui qui ferait sentir aux fermiers que c'est une entreprise vaine et contraire à leurs intérêts, de prétendre augmenter le nombre de leurs bestiaux, avant d'avoir mis leurs terres en état de les nourrir. »

Toutes les raisons invoquées par les partisans de ce système, — *que le créateur a dû vouloir que la terre fût peuplée, mais qu'il n'a pas voulu qu'elle se couvrît d'une population chétive, misérable et vicieuse;* — que la science doit être appelée à corriger la nature; — qu'on ne doit pas procréer pour condamner sûrement des générations à la misère; — que l'hygiène y trouverait son compte, etc., etc., toutes ces raisons, dis-je, doivent être souverainement condamnées au point de vue de la morale. Que ceux qui craignent de ne pouvoir nourrir leurs enfants, de les voir languir et périr de privations redoublées — ce qui, à la rigueur, peut arriver dans notre société, car nous n'en sommes pas encore à l'idéal — s'occupent de perfectionner l'homme individuel et l'homme social par l'instruction largement répandue sur tous indistinctement, et qu'ils s'occupent un peu moins des idées du Créateur sur notre compte; chacun y trouvera son profit. Nous le répétons encore, l'instruction seule, l'instruction démocratique, peut nous améliorer. Rappelons-nous à ce sujet cette belle croyance qui avait cours dans l'école de Platon : L'homme ne pêche que par ignorance.

Dans l'antiquité, plusieurs peuples, il est vrai, employaient pour empêcher la fécondation, divers artifices, au nombre desquels étaient principalement l'avortement et l'exposition ou la destruction de l'enfant au moment de la naissance ; ainsi nous voyons cette coutume répandue chez presque tous les Grecs, et particulièrement chez les Athéniens, où le nouveau-né était déposé aux pieds du père, jusqu'à ce qu'il eût statué sur son sort. Même chose avait lieu chez les Norwégiens, en Chine, au Japon, dans les îles de la mer du Sud, à Otahiti, à Madagascar, chez les Péruviens et les sauvages du nord de l'Amérique, etc., etc. Cependant, d'autre part, nous savons, dit le docteur Mayer, que « que la stérilité et le célibat étaient chez les Hébreux une sorte d'opprobre et une cause d'exclusion des assemblées du peuple. Chez les premiers chrétiens, c'était une cause d'inaptitude aux charges publiques et aux fonctions de la magistrature. Les Romains allaient plus loin encore, puisqu'ils n'acceptaient point les témoignages des célibataires, et qu'ils couronnaient solennellement les citoyens qui avaient montré assez de vertu pour contracter plusieurs mariages successifs. Les Spartiates leur interdisaient le théâtre et avaient même institué une fête où les célibataires étaient fouettés par des femmes sur la place publique.

« En Allemagne, leur succession était autrefois dévolue à l'État, et dans les cités impériales, de même qu'en Suisse, ils ne pouvaient exercer aucune fonction publique. Dans le Maryland, ils étaient soumis à un impôt spécial, et chez les Chinois et les Hindous on regarde comme une honte de ne point se marier[1]. »

Valère Maxime nous apprend en outre que les Romains ne pouvaient se marier sans déclarer positivement qu'ils étaient dans l'intention de procréer. La femme convaincue de fraude dans le coït était réputée infâme, et ne pouvait expier son crime qu'en assistant, les cheveux épars et les fesses nues, au sacrifice d'un bouc.

La perversité des mœurs est une cause qui détourne du mariage des charges qu'il impose ; aussi, dans les derniers temps de Rome, cette institution courut de grands périls ; Auguste fit, mais inutilement, une série de lois pour les remettre en honneur ; les femmes ne se faisaient alors aucun scrupule de se débarrasser de leur grossesse qui contrariait leurs goûts pour la débauche.

[1] *Rapports conjugaux.*

CHAPITRE VIII

DE L'IMPUISSANCE

I

Il y a impuissance toutes les fois qu'il y a impossibilité constante ou momentanée de se livrer à l'acte du coït. L'impuissance ne doit pas être confondue avec l'*anaphrodisie* ou *frigidité* en amour : cette dernière affection laisse dans une absence complète de désirs vénériens, tandis que, dans la première, il y a désirs vénériens, mais impossibilité physique de les satisfaire.

L'impuissance se rencontre plus fréquemment chez l'homme que chez la femme, et cela se comprend : la femme est toujours disposée à recevoir, sauf l'absence ou l'occlusion du canal vulvo-utérin : l'homme ne peut pas toujours introduire, l'érection lui fait parfois défaut.

Quand l'impuissance est *absolue*, c'est-à-dire quand elle provient de l'absence de l'organe copulateur, d'imperfections graves ou de l'âge, il n'y a aucun remède à indiquer. Au contraire, quand l'impuissance est *temporaire*, c'est-à-dire que les organes génitaux existent dans leur complète intégrité, elle peut être combattue avec succès.

Nous ne nous occuperons ici que de l'impuissance temporaire.

Les principales causes qui amènent cette impuissance sont : l'abus des plaisirs vénériens ou la continence prolongée, — les travaux intellectuels continus, — la trop grande vivacité de l'imagination, un amour excessif, etc.

Que de fois n'a-t-on pas vu l'homme attendant avec la plus grande impatience l'heure du rendez-vous, et demeurer impuissant quand il se trouve dans les bras de celle qu'il aime! Montaigne cit au commencement de ses *Essais* cette observation qu'il avait déjà faite, et Fodéré nous en donne l'explication. Pour que le coït soit bien exécuté, dit-il, il faut la confiance dans ses forces, la tranquillité, le secret et beaucoup de complaisance du côté de la femme; il est supprimé ou se fait très mal si l'on se défie de soi, s'il y a crainte, bruit, jalousie, répugnance, etc.

Les moqueries de la femme peuvent frapper d'une inertie complète l'homme qui se prépare à l'acte générateur; la crainte de la raillerie éloigne alors l'homme de la femme : aussi ne saurions-nous trop répéter aux femmes mariées qu'en agissant ainsi elles commettraient la plus grande des fautes, car elles éloigneraient par là l'homme de son ménage, et le pousseraient à chercher ailleurs la satisfaction de ses désirs.

L'impuissance est souvent amenée par le dégoût qu'inspire à l'homme la malpropreté des parties génitales de la femme; l'abandon, l'infidélité résultent souvent de cette cause qui provoque chez l'homme un vif sentiment de répulsion.

Enfin, nous pouvons citer comme causes de l'impuissance les pertes séminales, d'où une faiblesse, une atonie complète des organes génitaux, ainsi qu'on peut le remarquer chez ceux qui se livrent à la masturbation. Ces pertes deviennent de plus en plus fréquentes, ont lieu à la moindre excitation, au moindre frottement des parties génitales, au plus léger mouvement, et finalement, pendant le sommeil; on comprend dès lors l'abattement, la prostration, l'épuisement qui en résulte pour le corps humain.

TRAITEMENT DE L'IMPUISSANCE

L'impuissance provenant de la crainte, de la honte, de la timidité, d'une imagination faible, crédule, superstitieuse, demande un traitement entièrement moral; l'influence détruite, l'impuissance cesse.

Quand l'impuissance a pour cause la fougue des désirs, la concentration excessive de l'activité nerveuse au cerveau, etc., il faut prendre des habitudes complètement opposées, le voyage, les distractions, le repos de l'esprit, la fatigue du corps : s'astreindre à un régime alimentaire doux et rafraîchissant, faire usage d'émulsifs, de boissons calmantes, et même s'éloigner pendant un temps plus ou moins long de l'objet aimé.

Si, au contraire, l'impuissance est due à l'atonie des organes génitaux, il faudra réveiller le système génital engourdi par un régime substantiel, viandes rôties, gélatines, poissons, truffes, etc., — par des exercices physiques prolongés, tels que chasse, équitation, escrime, gymnastique, — par des douches d'eau et de vapeur, des frictions, des lotions d'eau salée sur les reins, dans l'intérieur des cuisses et sur les parties génitales.

L'électricité a aussi été employée, surtout au siècle dernier, contre l'impuissance, et avec succès dans certains cas par différents médecins célèbres de France, d'Angleterre, d'Italie et d'Allemagne. Malheureusement, cette méthode est tombée un peu en discrédit chez la médecine moderne, soit que les expériences faites ne présentassent pas un caractère de généralité assez grand, soit par le défaut de connaissances suffisantes des différentes propriétés des agents électriques, soit enfin parce que plusieurs personnes, entre autres le docteur Graham, de Londres, ont mêlé le charlatanisme à la science. Pour nous, nous avons la ferme conviction que l'électricité est appelée plus tard à rendre de grands services.

La flagellation et l'urtication sont employées aussi comme moyens hygiéniques et thérapeutiques.

II

Le meilleur instrument pour la flagellation est sans contredit celui qui est usité en Russie : nous voulons parler des *verges de bouleau;* il ne produit qu'une excitation passagère, et ne laisse pas de meurtrissures comme le fouet à bouts de corde ou à lanières de cuir qui cingle trop lourdement. Les parties qu'on doit flageller sont : les reins, les jambes et les fesses. Cette opération doit être faite d'abord légèrement, puis de plus en plus fort, jusqu'au moment où on obtient le résultat voulu. Il est préférable de se faire flageller au sortir du bain, et surtout par une femme; l'effet produit est toujours plus satisfaisant.

La flagellation était connue des anciens : les Grecs et es Romains s'en servaient surtout à l'époque des saturnales : les deux sexes se fouettaient mutuellement avec ardeur, afin de mieux accomplir l'acte du coït.

Les médecins Hippocrate, Galien et autres obtinrent des cures merveilleuses par ce procédé.

Pétrone nous apprend que la flagellation et l'urtication étaient en usage parmi les débauchés de Rome qui perdaient leurs forces génitales épuisées par les orgies.

L'anatomiste Meïbomius composa un poème sur la flagellation dans lequel il vante aux impuissants l'emploi du fouet comme remède souverain pour leur rendre leurs forces viriles.

Campanella nous cite un seigneur qui se faisait flageller par son domestique avant d'accomplir ses devoirs conjugaux, et qui entrait en grande colère contre lui, lorsque, par respect pour sa personne, il se relâchait de son ardeur.

Au milieu du treizième siècle, on vit apparaître la flagellation dans le culte catholique. Un certain Rainier, dont, par parenthèse, on fit un saint à l'époque, crut pouvoir désarmer la colère de Dieu en se fouettant ; immédiatement une foule de catholiques tint à honneur de suivre ce bel exemple, à tel point que les verges manquèrent en peu de temps. Saint Dominique, dit l'*Encuirassé,* laissa les autres bien loin derrière lui, car il se fouettait non seulement pour son compte, mais encore pour celui des autres. On a calculé à la fin du dix-septième siècle, que le nombre de coups de fouet qu'il s'administrait pouvait être évalué à trente mille par jour ; aussi la tradition nous rapporte-t-elle que la peau du saint devint aussi noire que celle d'un nègre.

Heureux le peuple qui vivait en ce temps-là ! On lui rachetait ses péchés sans qu'il lui en coûtât beaucoup. Aujourd'hui il est peu probable qu'il se rencontrerait un grand nombre de personnes montrant assez de dévouement pour racheter à ce prix-là les péchés des autres; mais il faut avouer que l'Église ne tarda pas à se montrer moins sévère dans la personne de Clément VI, qui défendit expressément les flagellations publiques, comme scandaleuses[1]. L'Église eut raison : le système des indulgences produit le même effet, et il est moins dur pour les personnes pieuses. Bien plus, elle a fait acte de prudence, car l'autorité civile interviendrait probablement au milieu de ces saintes démonstrations, et le dévot personnage qui s'y livrerait aujourd'hui courrait grandement le risque d'aller les terminer à Charenton.

III

Les effets de l'urtication sur la peau sont immédiats : on voit naître instantanément sur la partie piquée ou fouettée par l'ortie des vésicules blanches; une démangeaison extrême se développe, et tout autour des vésicules, devenus rouges en peu de temps, naît une chaleur insupportable. Ce phénomène est simplement produit par les poils dont l'ortie est recouverte et qui entrent

[1] Malgré des défenses renouvelées, la flagellation secrète contiua longtemps encore.

dans la peau en laissant une liqueur caustique qui se trouve renfermée dans des glandes situées à l'extrémité de ces poils.

La flagellation agit donc extérieurement, et le sang n'afflue à la peau qu'après nombreuses percussions; l'urtification, au contraire, agit intérieurement par l'irritation que produit le liquide sécrété par l'ortie et qui s'introduit dans la peau. On prend généralement des orties vertes et aussi fortes que possible, puis on frappe sur la partie très vite et en tous sens jusqu'à ce qu'une cuisson brûlante se manifeste; quand l'opération est bien faite, l'érection se produit presque toujours; il est vrai que d'abord elle n'est souvent que passagère, mais, pour la rendre de plus longue durée, il ne s'agit que de recommencer souvent la même opération.

Nous terminerons ce chapitre par quelques considérations sur l'impuissance des vieillards. Nous avons dit, en commençant, que cette impuissance est sans remède : en effet, sauf quelques rares exceptions (un peu plus tôt chez les uns, un peu plus tard chez les autres), la décadence génitale arrive chez l'homme de soixante-cinq ans au terme de l'existence ; et cela, parce que, à partir de cette époque, les organes génitaux s'atrophient peu à peu, et que le pénis n'est plus apte à la copulation. On comprend dès lors, en présence de pareils phénomènes, qu'il n'y a pas possibilité de rendre une vigueur quelconque aux organes génitaux ; tout est bien fini. Si nous nous appesantissons là-dessus, c'est qu'il arrive à certains vieillards de demander aux aphrodisiaques le réveil d'une fonction éteinte désormais pour toujours. Qu'ils retiennent bien ceci : tous les remèdes du monde n'aboutiraient qu'à hâter l'heure de la mort, et quelquefois dans des conditions terribles !

CHAPITRE IX

DE LA STÉRILITÉ

On appelle *stérilité* l'impossibilité où se trouvent l'un et l'autre sexe de perpétuer l'espèce.

Dans l'antiquité on considérait cette infirmité comme un opprobre et les lois allaient jusqu'à ordonner le divorce des unions stériles. Les femmes faisaient bon marché de leur pudeur, et exécutaient strictement tout ce que les prêtres exigeaient d'elles pour obtenir la fécondité, même les choses les plus dégoûtantes. Chez les Hébreux la stérilité était une honte : on la considérait comme une punition du ciel. Dans l'Inde et dans l'Égypte, les hommes abreuvaient d'humiliations les femmes dont l'union demeurait inféconde ; et, si nous jetons un coup d'œil rétrospectif snr notre société, nous n'aurons pas besoin de remonter un nombre d'années considérable pour retrouver un tas de pratiques superstitieuses auxquelles s'adonnaient les femmes stériles : amulettes portées au cou, à la ceinture, attachées aux différents endroits du corps, neuvaines, vœux, pèlerinages, etc. Tel ou tel saint, suivant les localités, avait la réputation de guérir la stérilité ; on lui apportait de riches offrandes, et nous devons ajouter que souvent la femme pour peu qu'elle fût bien conformée, revenait fécondée de son pieux pèlerinage. Nous laissons à nos lecteurs le soin d'expliquer le fait : nous nous bornons à le constater.

Les causes qui engendrent la stérilité sont de deux sortes : ou elles proviennent de l'absence d'un ou plusieurs organes du système génital, tels que manque de testicules, de vésicules séminales chez l'homme, d'ovaires dans la matrice chez la femme ; ou elles sont dues à des imperfections ou à des maladies. Dans le premier cas, la stérilité est et sera toujours forcée ; dans le deuxième, la médecine ou la chirurgie peuvent y porter remède.

Parmi les différentes causes de stérilité, nous citerons les principales.

Chez l'homme :

L'atrophie des testicules et leurs diverses maladies (hydrocèle, etc.) ;

Les pertes séminales ;

Les maladies de la prostate ;

Les imperfections du membre viril ;

L'obésité ;

L'atonie et la paralysie des muscles éjaculateurs, etc., etc.

Chez la femme :

Les maladies des ovaires ;

La longueur anormale du clitoris ;

L'étroitesse du vagin ou son excessive largeur ; son oblitération ;

Les hémorrhagies utérines ;

Les flueurs blanches excessives, etc., etc.

Chez les deux sexes :

La masturbation, l'âge et le tempérament.

Il nous est impossible d'indiquer un traitement spécial pour les différentes causes qui produisent la stérilité chez l'homme et la femme ; outre que la science a encore de nombreux mystères à éclaircir, la place nous ferait défaut dans ce volume ; nous nous contenterons donc d'exposer les principales mesures hygiéniques à prendre dans certains cas.

CHAPITRE X

MESURES D'HYGIÈNE INDISPENSABLES A PRENDRE POUR COMBATTRE CHEZ L'HOMME LES DIVERSES AFFECTIONS OU IMPERFECTIONS DES ORGANES GÉNITAUX.

Atrophie des testicules. — L'atrophie des testicules, lorsqu'elle n'est pas le résultat d'un vice organique, se combat avec succès par des demi-bains stimulants, des liniments ammoniacaux et cantharidés, des fumigations aromatiques, mais surtout par l'exercice de l'organe quand la maladie est due à une continence très prolongée; car, par défaut d'activité, un organe quelconque ne s'acquitte plus d'abord des ses fonctions, ou tout au moins ne s'acquitte que d'une façon imparfaite jusqu'au moment où arrive la cessation complète de ces mêmes fonctions. L'hydrocèle, et autres maladies de ce genre, occasionnant l'atrophie des testicules, peuvent nuire à la copulation : il faut recourir dans ce cas à l'habileté de la chirurgie pour obtenir une guérison.

Pertes séminales. — Les pertes séminales constituent toujours une affection sérieuse dont il faut s'occuper assidûment; elles proviennent généralement de l'abus du coït ou de la masturbation, qui amènent en peu de temps une grande faiblesse des organes de réception et d'émission du sperme. Ces pertes ont lieu à chaque instant, en urinant, en allant à la selle, au milieu du sommeil, et cela sans qu'on puisse s'en apercevoir. Consulter alors un médecin est chose très urgente.

Quand les pertes séminales sont dues à d'autres causes, telles que continence absolue, constipation, occupations sédentaires, etc., il suffit de faire disparaître la cause pour faire disparaître le mal.

Les maladies de la prostate, telles que rétrécissements, polypes, et les imperfections du membre viril demandent le concours de la chirurgie.

Obésité. — L'obésité a besoin d'un traitement hygiénique ; dans cette maladie, qui est un signe de stérilité pour le règne animal comme pour le règne végétal, il y a abondance de sucs nutritifs dans le tissu graisseux : le traitement se ramène donc à distribuer ces sucs autant que possible d'une façon égale sur tout le corps.

Atonie et paralysie des muscles éjaculateurs. — Cette affection exige un traitement interne tonique et des frictions stimulantes poussées à un haut degré.

CHAPITRE XI

MESURES D'HYGIÈNE INDISPENSABLES A PRENDRE POUR COMBATTRE LES CAUSES DE LA STÉRILITÉ CHEZ LA FEMME.

Les différentes affections qui amènent la stérilité chez la femme sont plus nombreuses que chez l'homme, par cela même que son appareil génital a une plus grande étendue.

Maladie des ovaires. — Les maladies des ovaires demandent les soins d'un médecin spécial; car les femmes qui ont les ovaires atrophiés ou à l'état rudimentaire perdent bientôt le caractère féminin : la barbe pousse, la voix devient grave, les règles cessent : les seins disparaissent; en un mot, ces femme se *virilisent.*

Du clitoris. — La longueur démesurée du clitoris est aussi une cause de stérilité, quoique une bonne conformation des autres parties de l'appareil génital permette à la femme de concevoir ; en général, le développement anormal de cet organe rend la femme froide, indifférente aux caresses de l'homme, dont elle finit bientôt par prendre les goûts, par contracter les habitudes. Elle a des maîtresses et se montre ordinairement d'une jalousie exagérée. Sapho, Éléphantis, Cottyto, etc., avaient ce vice de constitution. Lucain, Juvénal, Plaute et d'autres auteurs nous parlent de femmes de ce genre. Elles furent connues sous le nom de *tribades*, de *titilleuses*, de *frotteuses*, de *gratteuses*. Au moyen âge, l'Italie et la France les appelèrent aussi *frotteuses* et *ribaudeuses*. Toutes se livraient à des jeux lascifs sans pareil, s'attaquaient aux filles et aux femmes mariées, sans pouvoir assouvir d'une façon complète leur soif de débauche. Mais, en général, l'histoire nous montre que la suppression du clitoris ramène ces femmes aux goûts et aux désirs pour lesquels elles sont nées.

L'inertie du clitoris et la non-dilatation du col de la matrice produisent également la stérilité ; de même que le pénis flasque réduit l'homme à l'impuissance, de même il faut que le col de la matrice s'entr'ouvre pour laisser passer le sperme, afin de diriger les zoospermes dans l'endroit où a lieu la fécondation des ovules.

Si l'inertie est la cause principale de la stérilité chez les organes génitaux féminins, on peut la combattre avec succès par des bains de mer, des frictions irritantes sur le bas-ventre, et surtout par une alimentation tonique.

L'*étroitesse excessive du vagin* provenant d'induration des parois vaginales empêche la libre introduction du pénis et devient une cause de stérilité. On se sert, pour remédier à cet état, de pessaires en caoutchouc ou faits avec une éponge *ad hoc :* cette éponge se gonfle en absorbant l'humidité du vagin, et en peu de jours amène la dilatation qu'on désire. Un bain suffit pour pouvoir retirer l'éponge.

Les *oblitérations* du canal vaginal, empêchant plus ou moins le coït, peuvent également nuire à la fécondation; il en est de même de l'*excessive largeur du vagin*, surtout lorsqu'il est baigné de flueurs blanches : il faut user alors de lotions astringentes.

Les hémorrhagies utérus et, en général, toutes les affections de l'utérus, amènent la stérilité dans un avenir plus ou moins éloigné : on doit donc recourir le plus tôt possible à l'art médical.

Quant aux flueurs blanches, nous en avons déjà parlé, nous n'y reviendrons pas (voy. ch. V.).

CHAPITRE XII

HERMAPHRODISME

L'hermaphrodisme est presque toujours une cause de stérilité.

Malgré l'affirmation de quelques physiologistes, il n'existe pas d'hermaphrodite complet : on peut les appeler, comme on a déjà fait, des hommes et des femmes manqués. Les uns offraient au milieu du scrotum une fente verticale simulant la vulve, et manquaient de testicules ; les autres étaient pourvus d'un clitoris énorme, susceptible d'érection violente, et le repli membraneux formant les petites lèvres retombaient de façon à faire croire à l'existence des testicules. Suivant que l'un ou l'autre cas se présentait, on a divisé les hermaphrodites en mâles et femelles. Les hermaphrodites femelles ont les formes masculines très prononcées et sont presque toujours stériles, tandis que les hermaphrodides mâles, hommes imparfaits, dont les testicules sont restés dans le ventre, ne gardent les formes féminines et ne languissent dans l'impuissance que jusqu'au jour où un effort de la nature jette hors du ventre les testicules.

Ambroise Paré raconte l'histoire d'une jeune fille de seize ans, nommée Marie Germain, qui, en sautant un fossé, devint un homme. Montaigne, passant par Vitry, entendit les jeunes filles du canton chanter une chanson très en vogue, où l'on prêchait de ne faire ni sauts ni enjambées un peu grandes, sous peine de devenir garçons comme Marie Germain.

CHAPITRE XIII

AFFECTIONS ÉROTIQUES

Nous avons encore à parler de l'*érotomanie*, de *l'hystérie*, du *priapisme*, du *satyriasis* et de la *nymphomanie*[1], affections érotiques considérées comme cause de stérilité.

L'individu atteint d'érotomanie, ou délire érotique, se passionne pour un objet réel ou idéal ; il est ordinairement chaste dans la manifestation de sa passion. Le siège de cette affection est dans le cerveau. Comme traitement, nous pouvons conseiller d'employer le mariage, ou de faire naître une passion sans danger, musique, peinture, etc.

L'hystérie, appelée aussi *vapeurs*, *attaques de nerfs*,

[1] On a aussi donné le nom d'œstromanie à ces deux dernières affections.

paraît à l'âge de la puberté, et disparaît le plus souvent vers le retour. Le siège de la maladie est dans la matrice qui est en proie à l'excitation. Les excès vénériens, les désirs comprimés, etc., etc., peuvent amener l'hystérie.

L'hystérie provenant d'une imagination déréglée exige un traitement moral ; si elle provient des désirs vénériens, elle est presque toujours guérie par le mariage.

Le priapisme est une érection violente et permanente du membre viril, qui procure de grandes douleurs dans le coït. Cette affection provient d'une maladie du cervelet, ou de l'usage de potions phosphorées ou cantharidées : elle est toujours excessivement grave.

Le satyriasis consiste dans une irritation constante des parties génitales, et dans une lubricité qui demande toujours à être satisfaite. Une continence trop longue, la vue de choses lascives, provoque cette affection qui est souvent mortelle.

La nymphomanie, ou fureur utérine, est à la femme ce que le satyriasis est à l'homme ; aussi les causes qui provoquent le satyriasis provoquent la nymphomanie. Le traitement de ces deux affections est donc le même ; si elles sont dues à la trop grande activité génitale, il faudra avoir recours aux débilitants : dans le cas contraire aux fortifiants.

CHAPITRE XIV

AGE ET TEMPÉRAMENT

Pour ce qui regarde l'âge et le tempérament, nous nous permettrons les réflexions suivantes :

La faculté de procréer commence généralement avec l'établissement de la menstruation, et cesse avec elle : avant l'apparition des règles, comme après leur disparition, pas de conception possible. Si la femme est mariée trop jeune, elle ne devient mère que quelques années plus tard, quand le système utérin a acquis chez elle tout son développement. Si la femme se marie de trente-cinq à quarante ans, elle reste stérile pour la plupart du temps, malgré la vigueur de son mari : cela tient uniquement au défaut d'exercice des organes de la génération; par conséquent, ce genre de stérilité est facile à faire passer : des boissons ferrugineuses, des lotions toniques et stimulantes sur l'appareil vulvo-utérin arriveront facilement à la combattre.

Pour les tempéraments, la physiologie a établi depuis longtemps que le tempérament lymphatico-sanguin est le plus favorable à la conception et à la procréation. Les femmes froides ou les femmes d'une constitution ardente sont presque toujours stériles; de ces deux tempéraments, le premier par défaut de vitalité, le second, par excès contraire. Le traitement est donc tout indiqué; calmer le tempérament ardent, exciter le tempérament froid, en un mot rétablir l'équilibre.

CHAPITRE XV

L'AGE CRITIQUE CHEZ L'HOMME ET LA FEMME

La faculté de procréer s'éteint chez la femme avec la menstruation : c'est ce moment que la médecine désigne sous le nom de *ménopause*, et qu'on appelle communément *âge critique*, *âge de retour*, etc. Les symptômes qui annoncent à la femme qu'elle est arrivée à cette période de la vie sont différents selon les tempéraments. Chez les unes, le sang menstruel est évacué en plus petite quantité que d'ordinaire, et à époques irrégulières; chez d'autres, il constitue une véritable hémorrhagie. En général, la femme a des digestions pénibles, des nuits lourdes, accompagnées de cauchemars, des douleurs lombaires, etc. Il est prudent alors de se mettre entre les mains d'un médecin habile, car l'âge critique peut engendrer des maladies sérieuses.

Dans les pays très chauds et dans les pays très froids,

l'âge critique arrive entre trente et trente-cinq ans; dans nos climats, c'est ordinairement de quarante-cinq à cinquante ans; mais nous devons ajouter qu'il y a beaucoup d'exceptions.

Comme conséquence de la cessation des règles, on remarque chez la femme une grande abondance de sucs nutritifs déversés sur le tissu graisseux; les formes perdent peu à peu leur élégance, les seins se flétrissent, l'embonpoint apparaît, l'expression des yeux varie, le timbre de la voix n'est plus le même; en un mot, la femme tend à se viriliser. Heureuse la femme qui a su se conquérir le respect et l'estime de tous : elle trouvera dans la famille et dans la société de quoi la dédommager des fiévreuses passions de la jeunesse.

L'homme, de son côté, a aussi son âge critique qui se manifeste par de vains désirs, des regrets, des infirmités; les maladies qui surviennent alors sont les maladies des voies urinaires, la goutte, les rhumatismes, les apoplexies, etc. Toutefois on peut dire que la faculté procréatrice se conserve chez lui d'autant plus longtemps que la constitution est plus forte, et que sa santé générale est meilleure. Cette faculté procréatrice diminue généralement à partir de la cinquantième année, pour disparaître totalement vers l'âge de soixante-dix ans.

On s'est demandé si l'amour survit, chez l'homme, à l'âge où la fougue des passions est en rapport avec un organisme jeune et robuste. L'affirmative n'est pas chose douteuse : seulement, nous remarquerons que ce n'est plus cet amour exalté, qui tient du délire, et qui peut pousser aux actions les plus nobles comme aux actions les plus honteuses; l'amour du vieillard est calme et réfléchi, capable aussi de le mener à la mort, mais peu à peu, par l'alanguissement graduel de ses facultés.

La femme, au contraire, garde toute sa vie la faculté d'aimer, et parfois, avec toute sa violence, toute son énergie. « Chez les femmes, dit Réveillé-Parise, cette passion se modifie également par l'âge, quoique bien moins que chez les hommes. Voilà pourquoi beaucoup aimer explique toute la femme. Elle aime comme elle vit, comme elle respire; il semble que chez elle la nature donne un besoin, l'amour; une affaire, l'amour; un devoir, l'amour; une récompense, l'amour. Or elle reste fidèle à cet instinct puissant. En général, on peut diviser la vie des femmes en trois époques. Dans la première elles rêvent l'amour, dans la seconde elles le font, dans la troisième elles le regrettent. L'amour tient tant de place dans la vie d'une femme tendre, il absorbe tellement son temps et ses facultés, le charme idéal dont il l'environne est si puissant, que, lorsqu'elle arrive à l'âge où il faut y renoncer, elle croit se réveiller après un long rêve, et apercevoir pour la première fois les peines et les misères de la vie. Toutefois, cet amour ne fait que changer de forme et de manifestation. Si, à un certain âge, on le sait, quelques femmes portent dans le commerce de l'amitié une grâce, une délicatesse inconnue aux hommes, il ne faut pas s'en étonner : c'est un reste de l'amour. Telle est l'origine de ces liaisons pleines de charme qu'épure déjà la maturité de l'âge, et que colorent, pourtant, les derniers reflets de la jeunesse. Cette faculté d'aimer, tout en se conservant, change donc de forme et surtout d'objet avec le temps.

« L'amour conjugal porté à un certain degré d'exaltation est un des traits particuliers de ce sentiment chez les femmes. On en remarque également qui, douées d'une imagination singulièrement vive et d'une sensibilité extrême, tombent à un certain âge dans l'*amour mystique* et la mélancolie religieuse.

« Voici enfin une dernière remarque sur la passion dont il s'agit : c'est que l'influence de l'âge est beaucoup plus grande sur l'amour physiologique que sur l'amour sentimental, qui a moins besoin de force physique et d'exaltation juvénile. Ces pensées d'amour, ces laves éteintes, dit-on, par le temps, peuvent conserver un reste de chaleur vivifiante pour l'esprit. Il y a des hommes qui, toujours jeunes de cœur et d'imagination, ont pour l'amour une constante dévotion, qui, en se prolongeant, semblent ranimer le principe vital au lieu de l'épuiser. On remarque, quelquefois, un attachement pour les femmes, qui, dans certains vieillards à tête vive, est bien près de l'amour. Veut-on d'ailleurs, une frappante différence entre la manière d'aimer du jeune âge et de l'âge avancée? Elle est connue depuis longtemps : c'est que les *grandes folies* appartiennent au premier amour, et les *grandes faiblesses* au second... »

Mais si l'amour seu. sollicite impérieusement le vieillard, la puissance virile est rarement en état de répondre aux sollicitations de son cœur. La science nous cite cependant quelques exemples de réminiscence amoureuse chez des hommes parvenus déjà à un âge avancé.

Begon, médecin au Puy-en-Velay, cite un homme de robe, de son temps et de son pays, qui se maria à soixante-quinze ans, mû par un principe de conscience et ne pouvant plus résister à l'éruption tardive, mais violente, d'un tempérament qui l'excitait à l'amour.

Un armurier de Montfaucon, âgé de quatre-vingts ans, sentit tout à coup renaître en lui des forces qu'il croyait à jamais perdues, se remaria, et donna le jour à de vigoureux enfants.

On trouve dans un grand nombre de recueils ce fait curieux, tiré des *Transactions philosophiques*, d'un Anglais nommé Thomas Parr, qui mourut à cent-cinquante-deux ans, après avoir passé toute sa vie dans la plus austère frugalité. Cet homme épousa à cent vingt ans une veuve, et accomplit pendant longtemps encore l'acte matrimonial avec une ponctualité dont sa compagne se plaisait à lui rendre justice.

Au rapport de Valère Maxime, Masinissa, roi de Numidie, engendra Méthymate à l'âge de quatre-vingt-six ans.

Félix Plater affirme que son grand-père fit des enfants jusqu'à l'âge de cent ans.

Mais voici une observation bien plus rare qu'on rencontre dans l'histoire de l'Académie des sciences. C'est celle d'un homme du diocèse de Séez, qui épousa à quatre-vingt-quatorze ans une femme qui en avait quatre-vingt-trois, et qu'il avait rendue enceinte. Celle-ci accoucha à terme d'un garçon.

L'authenticité de ce fait est irrécusable. Monseigneur l'évêque de Séez en fit l'objet d'une communication à l'Académie.

Il est à remarquer que le vieillard ne sait pas plus que le jeune homme résister aux jouissances que procure l'amour, et cependant immense est le danger dans le rapprochement sexuel : cela tient à plusieurs causes, et l'une des premières, dit Réveillé-Parise, « c'est que l'homme, encore dans sa verte vieillesse, répugne longtemps à se croire ce qu'il est. Ses souvenirs, presque synonymes de regrets, sont toujours là dans sa mémoire et dans son cœur, pour le tourmenter, car il jette sans cesse son regard en arrière, pour contempler à l'horizon lointain cette terre promise de l'amour et de ses plaisirs, où il serait si doux de vivre, s'il était possible d'y rester. Difficilement, il s'accoutume à l'idée que la haute prérogative de procréation lui est à peu près retirée, et il ne veut s'avouer à lui-même que le plus tard possible cet état de décadence dont l'a frappé la nature. Cette nouvelle manière d être parait comme injurieuse, comme flétrissante, car il est bien peu d'individus capables d'accepter la vieillesse sans faiblesse d'esprit, sans trouble de raison. Le temps blanchit leur tête, sans désenchanter leur esprit. D'ailleurs, un homme bien constitué, que l'âge n'a pas encore accablé, éprouve encore des réminiscences perfides et tentatrices; tout semble jeune en lui, excepté la date de sa naissance. Ses années sont dépensées, mais non sa force. Il s'avoue bien que l'aiguillon du besoin n'est pas aussi pressant qu'autrefois, qu'il ne sent plus cet *excès de vie*, ce feu, cette ardeur qui jadis embrasait son sang et son cœur, mais il ne se croit nullement un athlète tellement désarmé qu'il doive renoncer tout à fait à la lutte et au triomphe, et, comme dit Fénelon, le jeune homme n'a pas encore été tué chez lui. Beaucoup de vieux fous, d'étourdis chargés d'années se reconnaîtront ici: je ne leur demande que d'être sincères. N'est-ce pas aussi le rôle avilissant de certains fats surannés, dont les disgrâces en amour sont méprisables et les succès complètement ridicules? Quelquefois le mal est enraciné dans les habitudes, et, comme l'a dit un penseur de notre époque, *le châtiment de ceux qui ont trop aimé les femmes, est de les aimer toujours*. Il n'y a que des défaites réitérées, des maladies redoutables, la marche hâtive et précipitée de la vieillesse, qui apprennent enfin à l'imprudent ce qu'il devrait savoir depuis longtemps, que le bien-être et la santé consistent, surtout à la dernière partie de l'existence, dans le juste accord d'un reste de force, d'une raison éprouvée et d'une sage conduite.

« Un autre motif pousse également certains hommes qui ont vécu, à de dangereux excès; ce sont les exemples des vieillards qui, réllement ou en apparence, conservent des facultés que l'âge ravit toujours. Aussi, ils les rappellent, ils les citent avec complaisance, avec une sorte de satisfaction intérieure, toujours disposés qu'ils sont à se ranger dans cette catégorie de prédestinés. Ainsi, le maréchal d'Estrées se maria, en troisièmes noces, à l'âge dequatre-vingt-onze ans, et se maria, dit-on, très *sérieusement;* le duc de Lauzun vécut longtemps après avoir fait des excès de tout genre; le maréchal de Richelieu se maria, en secondes noces, à madame de Roth, à l'âge de quatre-vingt-quatre ans, et il se maria, dit-on, gaillardement et impunément. Alors, comment croire ce que dit Bacon, que les débauches de la jeunesse sont des conjurations contre la vieillesse, et qu'on paye cher, le soir, les folies du matin? On voit qu'il n'en est pas toujours ainsi, et le vieillard guilleret qui se croit rajeuni par quelques désirs cachés sous la cendre, est ravi de se citer à lui-même de pareils exemples. Cependant, que signifient quelques faits isolés et assurément très rares? Faudra-t-il se guider par de tels exemples, à moins qu'on n'ait aussi reçu de la nature une de ces constitutions exceptionnelles dont la salacité érotique ne finit qu'avec lui? Que ce serait une fatale erreur! »

Mais ce n'est pas tout; il ne faut pas oublier que l'abus des plaisirs sexuels peut amener une mort prompte, même instantanée; on doit donc, arrivé à un certain âge, se modérer, et d'autant plus que sa constitution est moins forte. L'abbé Maury disait à son ami Portla: « Je tiens pour certain que, passé cinquante ans, un homme de sens doit renoncer aux plaisirs de l'amour ; chaque fois qu'il s'y livre, c'est une *pelletée de terre qu'il se jette sur la tête.* »

Il nous reste à envisager la continence au point de vue moral, et elle est peut-être chez le vieillard un besoin plus impérieux. « Quand vous voyez, dit Réveillé-Parise, un vieillard plein de jugement, doué d'une ferme raison, dont l'esprit éclairé, actif, est encore capable de bien diriger ses affaires, d'être utile à la société, soyez convaincu que cet homme est sage, continent ; que la tempérance, si justement appelée *Sophrosyne*, gardienne de la sagesse, chez les anciens, a en lui un fervent adorateur.

« Dans le fait, sa complète liberté morale ne lui est-elle pas acquise? Ne s'est-il pas affranchi d'une violente tyrannie? C'était l'opinion de Cicéron. Voici, dit-il, une bonne réponse de Sophocle à quelqu'un qui lui demandait si, étant vieux, il jouissait encore des plaisirs de l'amour: « *Que les dieux m'en préservent*, répondit-il, *je les ai abondonnés aussi volontiers que j'eusse quitté un maître sauvage et furieux.* » Certes, un homme qui a pris son parti d'une manière si nette et si ferme, annonce une vigueur morale très remarquable. Du reste, il faut le dire, cet homme n'a suivi que les indications de la nature.

« Quoi qu'il en soit, les imitateurs de Sophocle n'en seront pas moins dignes de louange, tant les hommes, sous ce rapport, sont peu disposés au plus léger sacrifice.

Il faut pourtant vous y résoudre, vous que la vieillesse touche de près, et vous qu'elle a déjà atteints. Vous désirez vivre le plus longtemps possible, et avec le moins de douleur possible; difficile solution du grand problème de l'existence. Eh bien, renoncez à ce qui n'est plus en rapport avec votre âge, avec votre tempérament, avec vos forces; acceptez de la vieillesse la paix, le repos, la sagesse, en échange des transports et des feux de l'amour. Sachez, d'ailleurs, que, quitter avant de perdre entièrement, est, sous bien des rapports, un article essentiel du *Code hygiénique* des vieillards. »

CHAPITRE XVI

DES ALLIANCES ENTRE CONSANGUINS

Il n'est plus douteux aujourd'hui que l'homme ne forme pas un être à part sur la terre, comme il se l'était figuré dans son orgueil jusqu'alors; l'observation exacte, lente et patiente de la nature, l'étude minutieuse et approfondie des êtres qui peuplent notre globe, nous apprennent que l'homme, par les lois qui régissent son organisation, appartient au règne animal. Bien plus, quelques-unes de ces lois sont les mêmes pour le règne animal et pour le règne végétal; nous voulons parler ici des conditions impérieuses auxquelles est soumise la reproduction des espèces et des individus, et que nul ne peut éluder impunément. Depuis longtemps, le laboureur sait qu'il ne doit pas ensemencer sa terre avec les graines qu'il a récoltées l'année précédente; il vendra son blé et en achètera d'autre à l'époque des *semailles*, sinon son blé dépérira et ne produira plus bientôt que de l'herbe. Le règne animal suit la même loi, et nous ferons voir dans le courant de ce chapitre que les bons effets des accouplements consanguins chez les animaux ne constituent qu'une objection apparente tout à fait spécieuse. Quant à la race humaine, c'est pour avoir méconnu cette grande loi dont nous parlons, qu'elle s'est vue, à différents moments, sujette à une foule de maux qui entraînent le dépérissement, des maladies de toute sorte, et finalement l'extinction d'un grand nombre de ses membres.

Si l'on consulte l'histoire, on se convaincra facilement que nous émettons ici une proposition vraie, considérée dans son ensemble, non seulement à propos des alliances prohibées par la loi, mais encore au sujet de ces alliances longtemps multipliées entre les mêmes familles. Qu'on regarde les temps anciens, et l'on verra ce puissant empire d'Égypte, où les souverains se mariaient entre frère et sœur, aboutir en peu de temps, d'énervement en énervement, de dépérissement en dépérissement, à l'abâtardissement des individus jusqu'à leur extinction complète dans la personne de Cléopâtre, devenue femme au moment où tant d'autres ne sont encore que des enfants. Qu'on jette les yeux sur la noblesse de tous les pays, et c'est en vain qu'on cherchera ces illustres familles dont le nom remplissait la terre, les Guises, les Condés, en France — les Plantagenets, les Stuarts, en Angleterre, —

— les Manriques, les Albuquerques, en Espagne, etc. Tous ces noms sont éteints aujourd'hui, et si l'on peut encore retrouver de nos jours la trace de quelques-uns, ce n'est qu'à l'aide de mille et mille subterfuges qu'ils se sont conservés, qu'au moyen d'arrangements consentis par des princes complaisants, tels que substitutions sans cesse répétées, transmission du nom par les femmes, dans les familles étrangères, etc. Combien de familles nobles, existant encore dans le monde à l'heure qu'il est, peuvent dire qu'elles sont pures de tout expédient de ce genre! *Toute aristocratie qui se renferme en elle-même* — dit Niebhur — *sans remplacer les maisons qui s'éteignent, se consume et meurt; si elle est sévère sur l'égalité des mariages, cela se fait avec une grande rapidité*.

Cette question des alliances entre consanguins a été, dans ces dernières années, l'objet d'une controverse sérieuse dans la presse et dans les académies. Toutefois, quoique la plupart des auteurs modernes soient d'accord, au point de vue de la progéniture, sur les dangers des mariages entre consanguins, on trouve cependant chez eux une diversité d'opinions assez considérable. La chose est d'autant plus naturelle, qu'on ne se contente plus aujourd'hui de simples affirmations, de théories plus ou moins ingénieuses, mais qu'on désire par-dessus tout des faits recueillis en grand nombre, dans des circonstances différentes, dans les climats divers, à des époques déterminées, et dont l'analyse exacte et minutieuse des détails permette de baser, d'asseoir une opinion tout à fait certaine.

Et d'abord, une cause d'erreur à éliminer, c'est la confusion qu'on a dû commettre plus d'une fois entre les effets de la consanguinité et ceux de l'hérédité ; il est évident alors que les conclusions auxquelles on est arrivé, en attribuant à la parenté ce qui tient à un autre ordre de causes ne peuvent avoir qu'une valeur excessivement secondaire, pour ne pas dire davantage. D'autre part, les éléments du problème qu'on s'est proposé de résoudre offrent parfois une telle complication, qu'il est très difficile de présenter une solution offrant toutes les garanties désirables de certitude.

Le docteur Rilliet (de Genève), dans une lettre adressée à l'Académie de médecine, sur l'*influence de la consanguinité sur les produits du mariage*, expose :

1° Qu'à Genève les mariages entre consanguins sont très nombreux ;

2° Que les conséquences en sont généralement : l'absence, le retard ou l'imperfection dans la conception, des produits incomplets, des produits sujets à différentes maladies du système nerveux, telles que l'epilepsie, l'idiotie, la paralysie, etc.

Le docteur Bernis, du Kentuky, établit que sur un certain nombre de mariages entre cousins germains, un tiers environ produit des aveugles, des sourds-muets et des idiots ; les deux autres tiers, pour la plupart, ont donné naissance à une progéniture maladive ou ont été stériles.

M. Brière raconte que, près d'Iverdon, deux frères ont épousé les deux sœurs, leurs cousines germaines. Les sept enfants, produits de cette double union, eurent tous les caractères les plus saillants de l'albinisme ; et cependant aucun des ascendants des deux familles n'avait eu d'antécédent fâcheux. Cette affection provenait donc d'une telle alliance, et ce qui corrobore notre affirmation à ce sujet, c'est que le même M. Brière nous apprend qu'un des deux pères, devenu veuf, épousa une femme avec qui il n'avait eu aucun lien de parenté, dont il eut quatre enfants bien portants et chez lesquels n'existait aucune trace d'albinisme.

Le docteur Mitchell, qui exerce en Écosse, le docteur Chipault et nombre d'autres que nous pourrions citer, sont des adversaires déclarés des mariages entre consanguins.

Quelques personnes cependant, voyant les résultats admirables des accouplements consanguins chez les animaux, affirment que la même cause ne saurait amener chez l'homme des effets diamétralement opposés. Il est incontestable que les Anglais ont poussé très loin dans ces derniers temps l'industrie de l'éleveur, et tout le monde sait combien sont vraiment dignes d'admiration les produits qu'ils ont obtenus par la méthode du *breeding in and in*, c'est-à-dire par la propagation en dedans. Qui ne connaît en effet le cheval anglais, le bœuf Durham et le mouton Dishley?

Toutefois, en examinant de près la question, on voit que le cheval anglais doit ses qualités à son éducation et ses défauts à son origine consanguine. Quant à ces bœufs et à ces moutons créés par le procédé du *breeding in and in*, ce sont de véritables monstres. Que dire aussi de « ce bœuf à grand corps cylindrique, à la tête petite, au cou mince et court, à extrémités grêles et très peu élevées, à squelette réduit de moitié dans l'épaisseur des os et qui présente, en outre, des épaules petites, mais un développement proportionnel, très remarquables, des parties musculeuses qui ont la plus grande valeur commerciale et qui sont les plus appréciées des gourmets, telles que les muscles lombaires, les psoas et les quartiers de derrière[1]? »

Et ces porcs, chez qui les yeux et les membres disparaissent sous des montagnes de graisse, sont-ils des modèles de perfectionnement physiologique? Nous répondrons hardiment : Non ! ce ne sont que des produits améliorés en vue d'un but spécial. Il ne faut pas s'y tromper : le mot *amélioration* a une signification bien différente, suivant qu'il s'applique à l'homme ou aux animaux ; chez l'homme, l'amélioration a pour but de fortifier les puissances organiques qui concourent à entretenir la vie et la santé ; chez l'animal, au contraire, elle

[1] David Low, *Histoire naturelle agricole des animaux domestiques. — Le Bœuf.*

ne représente que le développement, l'accomplissement de certaines parties, de certaines formes par rapport à la destination spéciale qu'on lui assigne. Et d'ailleurs la grande masse de viande obtenue ainsi chez l'animal est-elle réellement aussi bonne et aussi saine que la viande ordinaire? N'est-elle pas acquise aux dépens de la constitution du sujet et de la durée de son existence? La stérilité, ou du moins une fécondité extrêmement restreinte, n'est-elle pas toujours le résultat de ce développement anormal? Quel est donc l'homme qui voudrait de cette amélioration?

Quelques personnes prétendent que *ce n'est pas la consanguinité saine, mais la consanguinité morbide, entachée de vices héréditaires, qu'il faut rendre responsable des fâcheux effets que l'on attribue à la parenté.* Nous ne pouvons être de cet avis : sans nul doute, la consanguinité morbide, l'hérédité, les mariages précoces, tardifs ou disproportionnés, les conditions de deux êtres au moment de l'acte générateur, etc., etc., peuvent influer d'une façon très fâcheuse sur la progéniture, mais il n'en est pas moins hors de contestation que la consanguinité saine arriverait, quoique plus lentement, à produire le dépérissement, l'abâtardissement et l'extinction des races.

Qu'on nous permette de terminer par quelques réflexions que nous ont inspirées différents auteurs. Ils désirent une loi qui proscrive absolument les mariages disproportionnés, les mariages d'individus atteints de maladies ou d'infirmités héréditaires, les alliances consanguines, etc., et osent invoquer la morale à l'appui de leur thèse. Ils conviennent que ce serait porter atteinte à la liberté individuelle, mais cette objection, toute spécieuse, tombe d'elle-même, disent-ils, lorsqu'il s'agit de sacrifier l'intérêt d'un petit nombre d'individus à l'intérêt de la société, de la race entière. Nous ferons remarquer à ces personnes que si le but principal du mariage est la procréation, ce n'est pas le but unique : il est loin d'être immoral de se marier, soit pour réparer sa faute, soit par le désir d'associer son existence à un caractère hostile au sien; ces personnes nous accorderont sans doute, malgré leur théorie, la permission de contracter le mariage *in extremis*, ou à un âge assez avancé pour qu'il n'en résulte aucune progéniture. Mais à quel signe reconnaîtra-t-on que le futur couple est impuissant à la reproduction? Devra-t-on le soumettre à une visite préalable? Nous n'osons continuer, car discuter plus longtemps une pareille théorie, ce serait la prendre au sérieux et lui accorder quelque valeur, quand elle n'est que le comble de l'immoralité. Que l'homme arrive à observer dans le mariage les préceptes d'hygiène et de physiologie, c'est un but désirable, mais non par l'intervention brutale des lois qui, d'ailleurs, seraient toujours facilement éludées. Nous le répétons encore, l'instruction seule, largement répandue, améliorera la race humaine au physique et au moral.

FIN

TABLE DES MATIERES

5585. Imprimerie A. Lahure, rue de Fleurus 9, à Paris.

L'ART DE LA BEAUTÉ CHEZ LA FEMME

SECRETS DE LA TOILETTE

Par Lola MONTÈS. 1 vol. Prix : 1 fr.

DE L'USAGE ET DE LA POLITESSE

DANS LE MONDE

Par Mme la baronne de FRESNES. 1 vol. Prix : 50 c.

LE JARDINIER DES SALONS

ou l'art de cultiver les fleurs dans les appartements, sur les croisées et sur les balcons, par YSABEAU

1 volume orné de jolies gravures. Prix : 1 franc.

NOUVEAU LANGAGE DES FLEURS

DES DAMES ET DES DEMOISELLES

Par Mme la baronne de FRESNES

1 vol. orné de 48 gr. col. Prix : 1 fr.

GUIDE COMPLET DE LA DANES

Par GAWLIKOWSKI. 1 vol. Prix : 1 fr.

GYMNASTIQUE

AU SALON ET AU JARDIN

1 vol. avec 40 gravures. Prix : 1 fr.

L'ÉCOLE DE L'ESCRIME

Par J.-A. BLOT, ancien maître d'armes au régiment suivie du *Code du duel*, 1 vol. Prix : 1 fr.

MANUEL DU CAVALIER

OU L'ÉQUITATION SANS MAITRE

1 volume avec gravure. Prix : 1 fr.

ENVOI FRANCO CONTRE TIMBRES-POSTE OU MANDATS

OUVRAGES DU DOCTEUR CLÉMENT

HYGIÈNE CONJUGALE

GUIDE DES GENS MARIÉS

1 volume. Prix : 1 fr.

GUIDE DE L'HOMME

DANS LES MALADIES DES VOIES URINAIRES ET DES ORGANES GÉNÉRATEURS

1 vol. avec grav. Prix : 1 fr.

LA FEMME

ET LES MALADIES DE SON SEXE

1 vol. avec grav. Prix : 1 fr.

DE L'ONANISME

PAR TISSOT. REVU ET MIS A JOUR

1 volume. Prix : 1 fr.

DES MALADIES VÉNÉRIENNES

ET DE LEUR TRAITEMENT

D'APRÈS LES DOCTRINES DU DOCTEUR RICORD

1 volume. Prix : 1 fr.

GUÉRISON DE LA GOUTTE

Du rhumatisme et de l'obésité à l'aide d'un traitement nouveau

PAR LE DOCTEUR JULES BOYER

1 volume. Prix : 1 fr.

ENVOI FRANCO CONTRE TIMBRES-POSTE OU MANDATS

Typ. A. Lahure, rue de Fleurus, 9, à Paris.

L'ORACLE DES DAMES ET DES DEMOISELLES

PAR ÉZÉCHIAS

1 volume. 50 centimes.

LE VÉRITABLE INTERPRÈTE DES SONGES

Par JOSEPH. 1 volume. 50 centimes.

GUIDE COMPLET DE LA DANSE

Nouveau quadrille et Cotillon

Par GAWLIKOWSKI. 1 vol. Prix : 1 fr.

LA GYMNASTIQUE

AU SALON ET AU JARDIN

1 vol. avec 40 gravures. Prix : 1 fr.

L'ÉCOLE DE L'ESCRIME

Par J.-A. BLOT, ancien maître d'armes au régiment suivie du *Code du duel,* 1 vol. Prix : 1 fr.

MANUEL DU CAVALIER

OU L'ÉQUITATION SANS MAITRE

1 volume avec gravure. Prix : 1 fr.

L'ART DE NAGER

EN MER ET EN RIVIÈRE, APPRIS SANS MAITRE

Par DUFLO. 1 vol. Prix : 50 c.

ENVOI FRANCO CONTRE TIMBRES-POSTE OU MANDATS

LA TENUE DES LIVRES

Mise à la portée de tout le monde. En partie simple et en partie double, par A. MANILLIER

1 volume. Prix : 1 franc.

Guide du bon Maître et du bon Domestique

PAR POISLE-DESGRANGES

1 vol. de 192 pages. Prix : 1 fr.

LE CANOTAGE EN FRANCE

Par les membres de la *Société des Régates parisiennes*. 1 vol. Prix : 2 fr.

HYGIÈNE DES FUMEURS

PAR LEMERCIER DE NEUVILLE ET V. COCHINAT

1 volume. Prix : 50 c.

LE MÉRITE DES FEMMES

POÈME PAR G. LEGOUVÉ

1 volume. 50 centimes.

Sous presse :

LE SECRÉTAIRE FRANÇAIS

MODÈLES DE LETTRES, PÉTITIONS, ETC.

Par MANILLIER

1 volume in-8 . . . . 1 fr.

ENVOI FRANCO CONTRE TIMBRES-POSTE OU MANDATS

OUVRAGES DIVERS

L'ART DE LA BEAUTÉ CHEZ LA FEMME
SECRETS DE LA TOILETTE
Par LOLA MONTÈS. 1 vol. Prix : 1 fr.

L'AMOUR EN CHANSONS
CHANTS DE TOUS LES PAYS
Par J. ANDRIEU. 1 volume. 1 franc.

NOUVEAU DICTIONNAIRE DE L'AMOUR
A L'USAGE DES GENS DU MONDE
Par A. VÉMAR. 1 volume. 1 franc.

GRAMMAIRE DE L'AMOUR
A L'USAGE DES GENS DU MONDE
Par A. VEMAR. 1 volume. 50 centimes.

NOUVEAU CODE DE L'AMOUR
A L'USAGE DES GENS DU MONDE
Par A. VEMAR. 1 volume. 50 centimes.

LA CUISINIÈRE DES MÉNAGES
OU MANUEL D'ÉCONOMIE DOMESTIQUE POUR LA VILLE
ET LA CAMPAGNE
Un gros volume illustré de 217 figures.
Prix : 2 fr. 50 c., par la poste 3 fr.

Sous presse

LE SECRÉTAIRE DE L'AMOUR
1 vol. in-18, 50 centimes.

ENVOI FRANCO CONTRE TIMBRES-POSTE OU MANDATS

10126. — Typ. A. Lahure, rue de Fleurus, 9, à Paris.

www.ingramcontent.com/pod-product-compliance
Ingram Content Group UK Ltd.
Pitfield, Milton Keynes, MK11 3LW, UK
UKHW020315250726
13967UKWH00004B/1734

9 782013 085977